Helmut Reichardt

# Mit Schongymnastik durch den Tag

# Helmut Reichardt

# Mit Schongymnastik durch den Tag

## Neue Übungen für
## Körperhaltung und Wohlbefinden

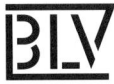

Die Deutsche Bibliothek – CIP-Einheitsaufnahme

**Mit Schongymnastik durch den Tag**
Neue Übungen für Körperhaltung und Wohlbefinden/
Helmut Reichardt. [Alle Fotos: Sigi Reichardt]. –
München; Wien; Zürich: BLV, 1992
    ISBN 3-405-14382-9
NE: Reichardt, Helmut; Reichardt, Sigi

**Demonstration der Übungen**
Barbara Auer

**Bildnachweis**
Alle Fotos: Sigi Reichardt
mit freundlicher Unterstützung von Klaus Kienberger

Grafiken: Barbara von Damnitz
Umschlagfoto: Fotostudio Kienberger, Lechbruck – Klaus Kienberger
Umschlaggestaltung: F & H Werbeagentur GmbH, München
Layout: Manfred Sinicki

BLV Verlagsgesellschaft mbH
München Wien Zürich
8000 München 40

Satz: Typodata, München

Druck und Bindung: Freiburger Graphische Betriebe, Freiburg im Br.

Printed in Germany · ISBN 3-405-14382-9

# Inhalt

# Vorwort

Beobachtet man die Entwicklung der Gymnastik in den letzten Jahren, so läßt sich ein immer stärker werdendes Interesse an der gesundheitsorientierten Gymnastik feststellen. Die praktischen Angebote in diesem Bereich haben die unterschiedlichsten Namensgebungen, die von Ausgleichsgymnastik bis Zweckgymnastik reichen. Bei der genaueren Betrachtung fällt auf, daß die Inhalte sich häufig an der sogenannten »Funktionellen Gymnastik« orientieren oder direkt aus der Bewegungstherapie übernommen wurden. Gerade im Bereich der »Rückenschule«, der »Wirbelsäulengymnastik« oder verwandten Formen werden die Grenzen zur Therapie immer undeutlicher. Dies hat unter anderem zur Folge, daß der Streit über die Methoden, der in der Krankengymnastik so verbreitet ist, sich teilweise auch auf die traditionelle Gymnastik überträgt. Dieses Buch bezieht sich in seiner Theorie und auch an einigen Stellen der Praxis auf die Krankengymnastik. Die Bevorzugung oder Wertung einer bestimmten Methode soll dabei jedoch bewußt vermieden werden, auch wenn für die mit der Materie Vertrauten die Herkunft vieler Elemente bekannt sein wird. In der Einführung und auch im theoretischen Teil wird ausführlich begründet, warum es bei der gewählten Vorgehensweise kein »Richtig« und kein »Falsch« gibt. Die eigene Wahrnehmung und das Empfinden für den Körper soll als Entscheidungsinstanz dienen, was für jeden einzelnen angebracht ist und als positiv angenommen werden kann. Dieser Anspruch scheint zunächst sehr hoch angesetzt zu sein. Der jahrelange praktische Umgang mit der Materie und der ebenso lange Erfahrungsaustausch mit vielen in der Praxis Tätigen berechtigt zu der Behauptung, daß die Koppelung von Haltung, Bewegung und Körperwahrnehmung für jeden *ein* Schlüssel zu einem veränderten Umgang mit seinem Körper sein kann.

Im Sport und in der Gymnastik sind seit einiger Zeit Strömungen zu erkennen, welche als körperorientierte Vorgehensweisen zu bezeichnen sind. Dies war bislang mehr in Bereichen wie dem Yoga zu finden. Schlagworte wie »erlebnis- statt ergebnisorientiert« machen die Runde. Der wiederentdeckte Körper mit seiner Fähigkeit zur Wahrnehmung steht mehr im Mittelpunkt als das biologisch funktionierende System. Das Interesse an Bewegung und Wohlbefinden scheint größer zu sein als an Bewegung und Leistung. Darin liegt nun wieder die Gefahr, daß der grundsätzlich positiv zu bewertende Ansatz zur Masche oder zum Trend verkommt. Wer den kommerziellen Sport- und Gymnastikmarkt mit offenen Augen beobachtet, kann dies auch an vielen Beispielen beobachten.

Dieses Buch baut in seiner Konzeption ebenfalls auf die Verbindung von Haltung, Bewegung und Körperwahrnehmung auf. Die praktische Umsetzung erfolgt jedoch im Bezug zum Alltag und nicht zu jener typischen Übungssituation der traditionellen Gymnastik. Der einzelne wird also angesprochen, seine Alltagshaltungen und -bewegungen bewußt zu prüfen und möglicherweise zu verändern. Er soll aber auch dazu angeregt werden, im Laufe eines Tages kleine »Haltungs- und Bewegungspausen« einzulegen. Dabei wurde versucht, die Vorschläge so offen wie möglich, aber demnach so einschränkend wie nötig zu formulieren. Die gesamte Praxis bezieht sich auf das mittlerweile bewährte und äußerst erfolgreiche Schongymnastikkonzept.

# Einführung

*»Lernen Sie Ihren Körper kennen! Sie haben nur einen und der muß Ihr ganzes Leben lang reichen.«*[1]

Diese Aufforderung belustigt sicher zunächst einmal denjenigen, der sie hört oder liest, sie regt aber auch zum Nachdenken an. Zum Nachdenken darüber, wie wir unseren Körper sehen, was wir über ihn wissen und wie wir damit umgehen. Diese und ähnliche Fragen können sicherlich in einem sehr weiten Zusammenhang diskutiert werden, was in einem praxisbezogenem Buch zum Thema Gymnastik jedoch nicht geschehen soll. Die aufgeworfene Fragestellung ist trotzdem nicht aus den Augen zu verlieren, da sie doch eine andere Sicht unseres Körpers gerade im Umgang mit der Gymnastik erlaubt, als dies in verschiedenen Modetrends im Fitneßbereich geschehen ist.

Gymnastik und die damit verbundene körperliche Betätigung kann mehr leisten, als nur den Bewegungsmangel unserer technisierten Umwelt auszugleichen. Sie kann mehr, als unseren Körper momentan vorgegebenen Idealformen Körper anzupassen. Sie kann als Mittel dienen, unseren Körper besser kennenzulernen. Entscheidend ist dabei, wie der einzelne sich in der Bewegung und somit auch in der Gymnastik erlebt. Gelingt es ihm, über den bewußten Einsatz der Funktionen seines Bewegungsapparates Zugang zu seinem Körper zu finden, kann er ihn auch auf dieser Ebene erfahren.

Dieses Erleben von Bewegung ist jedoch kein selbstverständlicher Bestandteil der Gymnastik oder anderer sportlicher Betätigung. Einmal bedarf es des Anstoßes, dies zu tun, und natürlich auch der Bereitschaft jedes einzelnen, sich überhaupt darauf einzulassen. Die Hinlenkung des Bewußtseins auf die vielfältigen Rückmeldungen, die unser Körper uns ständig signalisiert, ist dabei ein erster, aber wichtiger Schritt, Bewegung und Körpererfahrung in Einklang zu bringen. Unter Bewegung kann in diesem Zusammenhang auch durchaus die angehaltene Bewegung, d.h. die Haltung, verstanden werden.

*»Leben ist Bewegung. Wenn Leben Bewegung ist, begünstigt die Förderung der Bewegung das Leben«*[2]

Folgt man auch dieser These und ist bereit, ein wenig darüber nachzudenken, so wird klar, daß die Bewegung, gleich in welcher Form, in einer direkten Verknüpfung mit dem Leben steht. Akzeptieren wir, daß Leben nicht nur »Funktionieren im biologischen Sinne« bedeutet, so gewinnt die Bewegung eine ganzheitlichere Bedeutung. Allein die Tatsache, daß sich im Laufe des Lebens ganz individuelle Haltungs- und Bewegungsmuster bilden und auch ständig neu formen, zeigt auf, daß mit der »Lebensgeschichte« auch so etwas wie eine »Bewegungsgeschichte« einhergeht. Die Umgangssprache bietet hierfür eine

[1] WIRHED, Rolf: Sport-Anatomie und Bewegungslehre. Schattauer, 1984.

[2] KLEIN-VOGELBACH, Susanne: Funktionelle Bewegungslehre. Springer, 1986

Reihe von Beispielen: »Er sieht geknickt aus«, »es lastet viel auf meinen Schultern« steht dabei mehr für die Beschwernisse des Alltags. Aber auch Positives wie »vor Freude in die Luft springen« oder »mit erhobenem Haupt« zeigen Verbindungen zwischen der Befindlichkeit und dem äußeren Erscheinungsbild auf. In diesem Zusammenhang ist die Wirkungsrichtung von innen nach außen allgemein akzeptiert.

Bisher nur wenig untersucht ist die Frage, wie sich der bewußte Umgang mit der äußeren Haltung auf die Befindlichkeit auswirkt, so wie dies für den Bereich des Ausdauertrainings hinreichend belegt ist. Die meist positiven Effekte werden im allgemeinen mit Begriffen wie verminderte Streßanfälligkeit, bessere Ausgeglichenheit, Zufriedenheit und anderen umschrieben.

Für den hier interessierenden Zusammenhang von Bewegung und Körpererfahrung kann nur auf die in der Praxis gewonnenen Erfahrungswerte zurückgegriffen werden. Auch diese konkreten Erfahrungen beschreiben eine zumeist positiv veränderte innere Einstellung.

Es geht also darum, einen bewußteren Umgang mit unserer Haltung und Bewegung zu erreichen. Gelingt dieser Schritt, so sind wir auf dem besten Weg, auch einen bewußteren Umgang mit unserem Körper zu erreichen. Wir selbst übernehmen die Verantwortung, wie wir unseren Körper sehen, wie wir mit ihm umgehen und wie wir mit ihm leben. Gymnastische Betätigung unter diesen Vorzeichen ist in dem aufgezeigten Gesamtzusammenhang sicher nur ein kleiner, aber nicht unwesentlicher Baustein. Der Umgang mit unserer Haltung und Bewegung ist leicht zu erlernen und bietet viele einfache Möglichkeiten, einen Beitrag zum persönlichen Wohlbefinden zu leisten.

Mit diesem Buch sollen einige Anregungen gezeigt werden, wie ganz alltägliche Situationen dazu benutzt werden können, sich bewußter zu verhalten und unter den beschriebenen Vorzeichen etwas für sich zu tun. Das kann bereits am Morgen beim Aufstehen beginnen und sich wie ein roter Faden durch den ganzen Tag ziehen. Bei diesem Konzept wird ganz bewußt die typische Gymnastiksituation vermieden. Es geht also nicht darum, sich in entsprechender Bekleidung abhängig von bestimmten Räumlichkeiten zu betätigen, sondern »haltungs- und bewegungsbewußt« die alltäglichen Belastungen zu meistern. Bei den Vorschlägen handelt es sich um einfache, leicht nachvollziehbare Hinweise, wie bestimmte Gewohnheitshaltungen und Bewegungsabläufe verändert werden können. Ergänzend werden aber auch Übungselemente beschrieben, die in den Tagesablauf hineinpassen. Wichtig erscheint an dieser Stelle der Hinweis, daß es dabei kein »gekonnt« oder »falsch gemacht«, kein »gut« oder »schlecht« gibt. Jeder einzelne sollte für sich entscheiden, welche der Angebote für ihn umsetzbar sind. Wer es zum Beispiel schwer mit dem Aufstehen hat, wird sich zunächst kaum dafür begeistern, den Tag mit einigen Spannungsübungen im Bett zu beginnen. Aber danach im Badezimmer gelingt es vielleicht schon etwas leichter. Ebenso wichtig ist es, die einzelnen Vorschläge mit Spaß anzunehmen und nicht mit einer »Ich-muß-jetzt-üben-Stimmung« daran zu gehen. Bewußter Umgang mit der Haltung und der Bewegung, weil man es von sich aus will, und nicht weil es von außen angemahnt wird !

Ein spürbarer Erfolg kann sich jedoch nur einstellen, wenn man bereit ist, mit dieser Alltagsgymnastik etwas zu experimentieren, die guten Vorsätze also nicht nach ein oder zwei Versuchen verläßt. Auch wenn die Lektüre dieses Buches nur dazu führt, daß jemand seine Sitzgewohnheiten verändert, ist bereits ein Schritt getan, seinen Körper in einer alltäglichen Situation anders und vielleicht sinnvoller zu belasten und dies auch bewußt zu tun. Stellt die oder der Betreffende auch noch eine positive Wirkung fest, kann das ermuntern, andere möglicherweise negative Verhaltensweisen aufzuspüren und zu verändern. Vielleicht findet sie oder er in dieser Auseinandersetzung mit dem eigenen Kör-

per Spaß daran, sich auch anderweitig mit einer der vielen Gymnastikformen zu beschäftigen.

Wie oben bereits erwähnt sind die zusammengestellten Anregungen einfach gehalten. Dies geschieht einmal mit der Absicht, sie ohne Anleitung nachvollziehen zu können. Zum anderen ist dadurch gewährleistet, daß sie jederzeit verfügbar sind. Ähnlich wie in den bereits erschienenen Schongymnastikbänden[3] wird konsequent auf die Verwendung von Geräten

verzichtet. Dies wurde bisher von einem breiten Publikum erstaunlich gut angenommen. Ein Grund liegt sicher darin, daß die gesundheitsorientierte Gymnastik, die in den letzten Jahren ein immer stärkeres Interesse gefunden hat, mehr und mehr von einer körperorientierten Vorgehensweise geprägt wurde. Folgt man der eingangs zitierten These, liegt darin eine wichtige Möglichkeit, seinen eigenen Körper besser kennenzulernen, der schließlich ein ganzes Leben lang reichen muß.

---

[3] PREIBSCH, M./REICHARDT, H.: Schongymnastik, BLV, 1989; REICHARDT, H.: Schongymnastik bei Rückenbeschwerden, BLV, 1991

# Theorie

In der Einführung wurde beschrieben, wie ein bewußter Umgang mit den Funktionen unseres Bewegungsapparates, also der aufrechten Haltung und den vielfältigen Bewegungsmustern, uns dabei helfen kann, unseren Körper besser kennenzulernen. Diese möglicherweise für viele Menschen etwas ungewohnte Betrachtung von Haltung und Bewegung soll im folgenden durch einige Erläuterungen ergänzt werden, die den Zugang zu der gewählten Vorgehensweise erleichtern können.

Das Erfassen der Zusammenhänge und der praktische Umgang mit diesem Verständnis von Bewegung und Körpererfahrung erfordert auch einiges Wissen über unseren Körper. Es geht also nicht nur darum, Statik und Dynamik bewußt zu erleben, sondern auch etwas vom Hintergrund dieser Funktionen des Bewegungsapparates zu erfahren.
Grundlegende biologische Kenntnisse und das Verständnis für deren Zusammenwirken befähigen den einzelnen zu kompetentem und eigenverantwortlichem Handeln. Die erworbene Kompetenz stellt ihrerseits wiederum eine günstige Voraussetzung dar, aus eigener Motivation die Körperhaltung und das alltägliche Bewegungsverhalten zu überdenken und möglicherweise zu verändern. Beispiele aus der Praxis sind die verschiedenen Kurse der Volkshochschulen, Vereine und anderer Institutionen, die als Rückenschule, Wirbelsäulengymnastik oder Vergleichbares angeboten werden. In diesen Kursen geht es nicht nur um die reine gymnastische Betätigung. Hier wird viel an Hintergrundwissen und Zusatzinformationen, auch Tips für den Alltag vermittelt und weitergegeben.
Auf dieser Basis wird ein Umgang mit der Gymnastik oder anderer sportlicher Betätigung möglich, der an vielen Stellen von den traditionellen Vorgehensweisen abweicht. Damit soll keine Wertung dieser in der Regel auch bewährten Methoden vorgenommen werden. Es stellt sich vielmehr die Frage, mit welcher Vorgehensweise die gesetzten Ziele erreicht werden können.
Ein Hauptanliegen der gesundheitsorientierten Gymnastik besteht darin, daß sie dauerhaft ausgeübt wird. Sie will auch dazu führen, Verhaltensänderungen zu bewirken, die langfristig beibehalten werden. Die Auseinandersetzung mit der eigenen Körperhaltung und der Bewegung im Bezug zur Körperwahrnehmung erscheint deshalb als ein sinnvolles Konzept für den Praxisteil dieses Buches. Zunächst soll jedoch der Bewegungsapparat und seine hauptsächlichen Funktionen in Grundzügen beschrieben werden. Dem schließen sich Informationen über Muskelspannung und Muskeldehnung an, die dem praktischen Teil zu Grunde liegen.
In der Überleitung zum praktischen Umgang mit dem Bewegungsapparat werden zusammengefaßt einige Besonderheiten des muskulären Systemes beschrieben. Die Erläuterung des alltäglichen Haltungsbeispieles »Sitzen« und dessen Bedeutung für die Wirbelsäule schließt die theoretische Betrachtung ab.

# Der Bewegungsapparat

Die Beschreibung des Aufbaus und der Funktionen des menschlichen Bewegungsapparates ist vornehmlich die Aufgabe der Medizin und hier insbesondere die der Anatomie. Dabei lassen sich zwei unterschiedliche Richtungen erkennen. Die ältere Vorgehensweise systematisiert hauptsächlich die verschiedenen Organe und Organsysteme. Die neuere und heute gebräuchliche Methode stellt mehr die funktionellen Bezüge dar und macht sie zur Grundlage der Beschreibung. Diese Funktionelle Anatomie erklärt Zusammenhänge und, in Ergänzung mit der Physiologie, das Funktionieren unseres Bewegungsapparates.

Die sich anschließende Darstellung der wichtigsten Grundlagen des Wissens über den Bewegungsapparat folgt dieser funktionellen Sichtweise. Dies erscheint sinnvoller als die Beschreibung und Erklärung von Einzelheiten. Die Informationen sind dabei so zusammengefaßt, daß sie im Bezug zum praktischen Teil stehen.

## Übersicht

Der Bewegungsapparat setzt sich aus zwei Systemen zusammen, dem Skelettsystem und dem Muskelsystem. Die Knochen, Gelenke und Bänder bilden dabei **den passiven Anteil.** Das Skelettsystem besteht aus dem Schädel und der Wirbelsäule, dem Schultergürtel und der oberen Extremität, dem Beckengürtel und der unteren Extremität. Die Knochen sind entweder fest oder beweglich miteinander verbunden. Sowohl bei den festen als auch bei den beweglichen Verbindungen können mehrere Formen unterschieden werden. Die beweglichen Verbindungen werden als regelgerechte Gelenke bezeichnet. Durch das Muskelsystem mit seinen Hilfseinrichtungen können die gelenkig miteinander verbundenen Knochen bewegt werden. Dieser **aktive Teil** des Bewegungsapparates besteht aus einer Vielzahl von einzelnen Muskeln in unterschiedlicher Form und Größe. Die Muskeln können aus einem oder mehreren Teilen bestehen und ein oder mehrere Gelenke überspannen. Die Lage des Ursprunges und des Ansatzes eines Muskels sowie die Anzahl der von ihm bewegten Gelenke bestimmen seine Funktion. Ein Muskel arbeitet nie alleine, sondern immer mit mehreren zusammen in Funktionsgruppen. Dabei lassen sich Muskeln benennen, die primär für die Statik zuständig sind und solche, die mehr an der Dynamik beteiligt sind. In beiden Gruppen sind weitere funktionelle Besonderheiten zu finden.

Abb. 1    Der passive Anteil des Bewegungsapparates.

Abb. 2    Der aktive Anteil des Bewegungsapparates der Vorderseite.

Abb. 3    Der aktive Anteil des Bewegungsapparates der Rückseite.

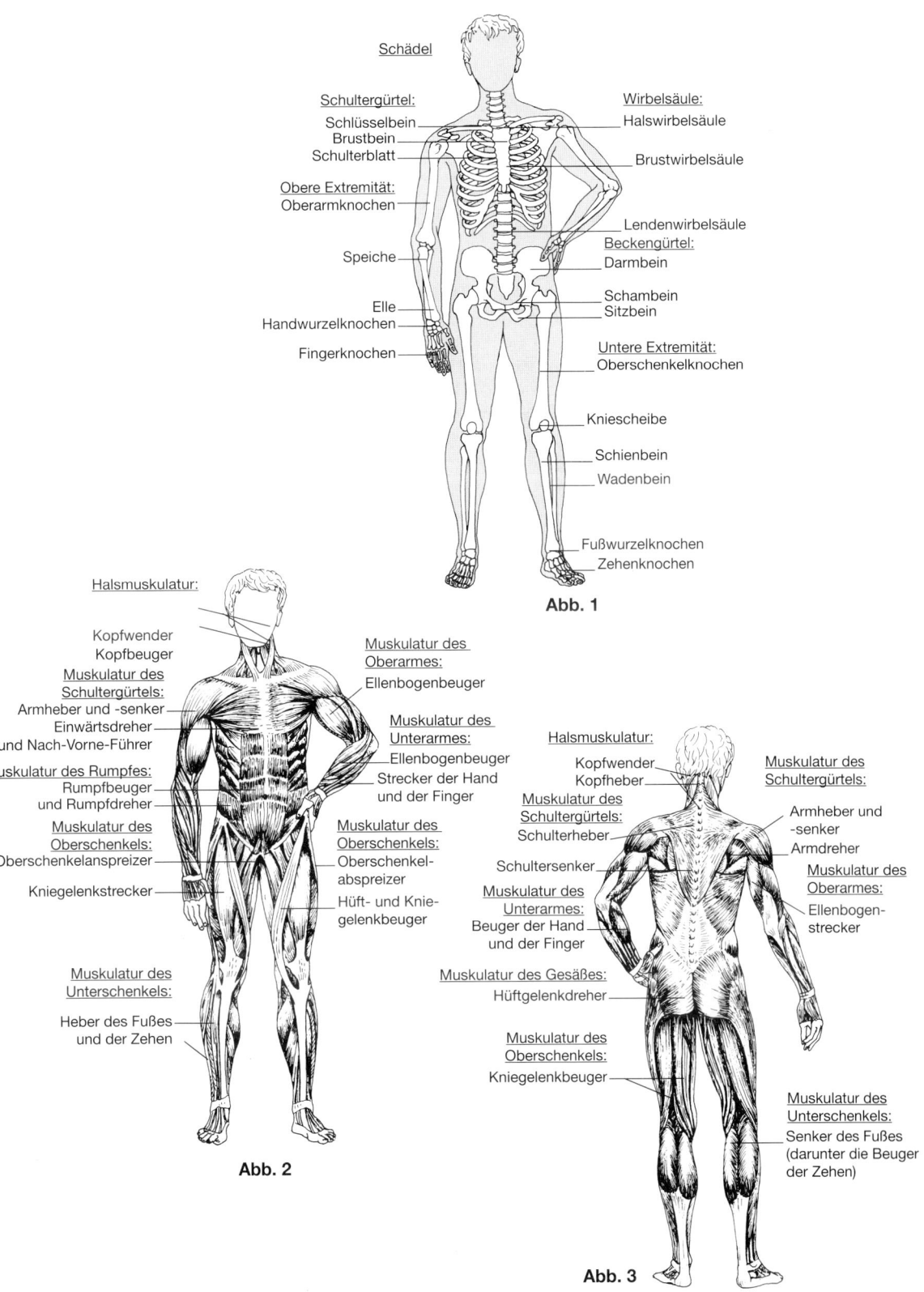

**Schädel**

Schultergürtel:
Schlüsselbein
Brustbein
Schulterblatt

Obere Extremität:
Oberarmknochen

Speiche

Elle
Handwurzelknochen

Fingerknochen

Wirbelsäule:
Halswirbelsäule

Brustwirbelsäule

Lendenwirbelsäule
Beckengürtel:
Darmbein

Schambein
Sitzbein

Untere Extremität:
Oberschenkelknochen

Kniescheibe

Schienbein

Wadenbein

Fußwurzelknochen
Zehenknochen

**Abb. 1**

Halsmuskulatur:

Kopfwender
Kopfbeuger
Muskulatur des
Schultergürtels:
Armheber und -senker
Einwärtsdreher
und Nach-Vorne-Führer
Muskulatur des Rumpfes:
Rumpfbeuger
und Rumpfdreher
Muskulatur des
Oberschenkels:
Oberschenkelanspreizer
Kniegelenkstrecker

Muskulatur des
Oberarmes:
Ellenbogenbeuger

Muskulatur des
Unterarmes:
Ellenbogenbeuger
Strecker der Hand
und der Finger

Muskulatur des
Oberschenkels:
Oberschenkel-
abspreizer
Hüft- und Knie-
gelenkbeuger

Muskulatur des
Unterschenkels:

Heber des Fußes
und der Zehen

**Abb. 2**

Halsmuskulatur:
Kopfwender
Kopfheber
Muskulatur des
Schultergürtels:
Schulterheber

Schultersenker

Muskulatur des
Unterarmes:
Beuger der Hand
und der Finger

Muskulatur des Gesäßes:
Hüftgelenkdreher

Muskulatur des
Oberschenkels:
Kniegelenkbeuger

Muskulatur des
Schultergürtels:

Armheber und
-senker
Armdreher

Muskulatur des
Oberarmes:
Ellenbogen-
strecker

Muskulatur des
Unterschenkels:
Senker des Fußes
(darunter die Beuger
der Zehen)

**Abb. 3**

# Die Entwicklung der aufrechten Haltung

Die Entwicklungsgeschichte des Menschen war mit der Entwicklung des aufrechten Ganges verknüpft. Die Fortbewegung ausschließlich auf zwei Beinen erforderte eine sinnvolle Abstimmung aller Teile des Skelettsystemes, also des passiven Bewegungsapparates. Auch die Muskulatur als aktiver Teil mußte sich den veränderten Stabilitäts- und Bewegungsbedingungen anpassen.

Einige Muskelgruppen, die beim Vierfüßer Fortbewegungsfunktionen hatten, mußten beim aufrecht Gehenden Haltefunktionen übernehmen und umgekehrt. Trotz der Anpassung an die veränderte statische Situation und die Neuorganisation von Funktionen scheint den Muskeln ihre ursprünglich angelegte Aufgabe förmlich im Gedächtnis geblieben zu sein. Muskelgruppen, die zuvor nur kurzfristig eingesetzt wurden und nun statische Aufgaben erhielten, vermindern ihre Grundspannung schneller als andere Muskeln. Im Vierfüßerstadium haltende Muskeln, die nun für Fortbewegungsaufgaben benötigt werden, fallen durch eine Erhöhung der Grundspannung auf. In der Theorie zu den Grundlagen der Bewegungstherapie wird dem ein großer Stellenwert beigemessen. Damit wird nämlich die Neigung bestimmter Muskelgruppen begründet, schneller an Kraft zu verlieren als andere. Ebenso ist die Neigung zu mangelnder Dehnfähigkeit einiger Muskelgruppen auf dieser Grundlage zu sehen[4].

Der Kopf beim zweibeinig Gehenden befindet sich nicht mehr in einer hängenden Position wie beim vierbeinigen Gang, sondern muß über der Halswirbelsäule ausbalanciert werden. Die Verlagerung des Schwerpunktes hatte auch eine Umformung der Schädelknochen und der gelenkigen Verbindung mit der Halswirbelsäule zur Folge. Die Halsmuskulatur, die zuvor unter ungünstigen Hebelbedingungen hauptsächlich Halteaufgaben erfüllen mußte, steht beim aufrecht Gehenden im Dienst großer Beweglichkeit.

Ein in der Bewegungstherapie bekanntes Problem ist die Veränderung der Statik der Halswirbelsäule. In vielen Fällen ist die beschriebene Abschwächungs- beziehungsweise Verkürzungstendenz der beteiligten Muskelgruppen hierfür die Ursache. Ein erfolgreicher therapeutischer Ansatz besteht darum in der gezielten Kräftigung und Dehnung der entsprechenden Muskulatur. Auf diesen Zusammenhang wird auch im Praxisteil dieses Buches immer wieder eingegangen.

Da die Schwerkraft auf das aufgerichtete Skelettsystem in anderer Form einwirkt als auf das waagrecht eingestellte, folgte eine Umformung der Wirbelsäule als zentrale Achse. Die einfache Krümmung wurde zu einem doppelten S, welches in sich federnd Stöße und andere Belastungen abfangen und ausgleichen kann. Die menschliche Wirbelsäule mit ihrer typischen Gestalt liegt sehr nahe am Verlauf des Schwerpunktlotes. Dies erlaubt einen ökonomischen Einsatz von Muskelkraft zur Erhaltung des Gleichgewichtes. Die Beziehung zwischen einer aufrechten Körperhaltung und der hierfür notwendigen Muskelarbeit liegt auf der Hand und gewinnt im Praxisteil eine entsprechende Bedeutung.

Die Statik der Wirbelsäule ist den auftretenden Belastungen angepaßt. Im unteren Abschnitt finden sich, im Vergleich zum Bereich der Halswirbelsäule, massive Wirbelkörper und große Bewegungssegmente. Im Übergang vom Becken zur

---

[4] Vergleiche hierzu REICHARDT »Schongymnastik bei Rückenbeschwerden«

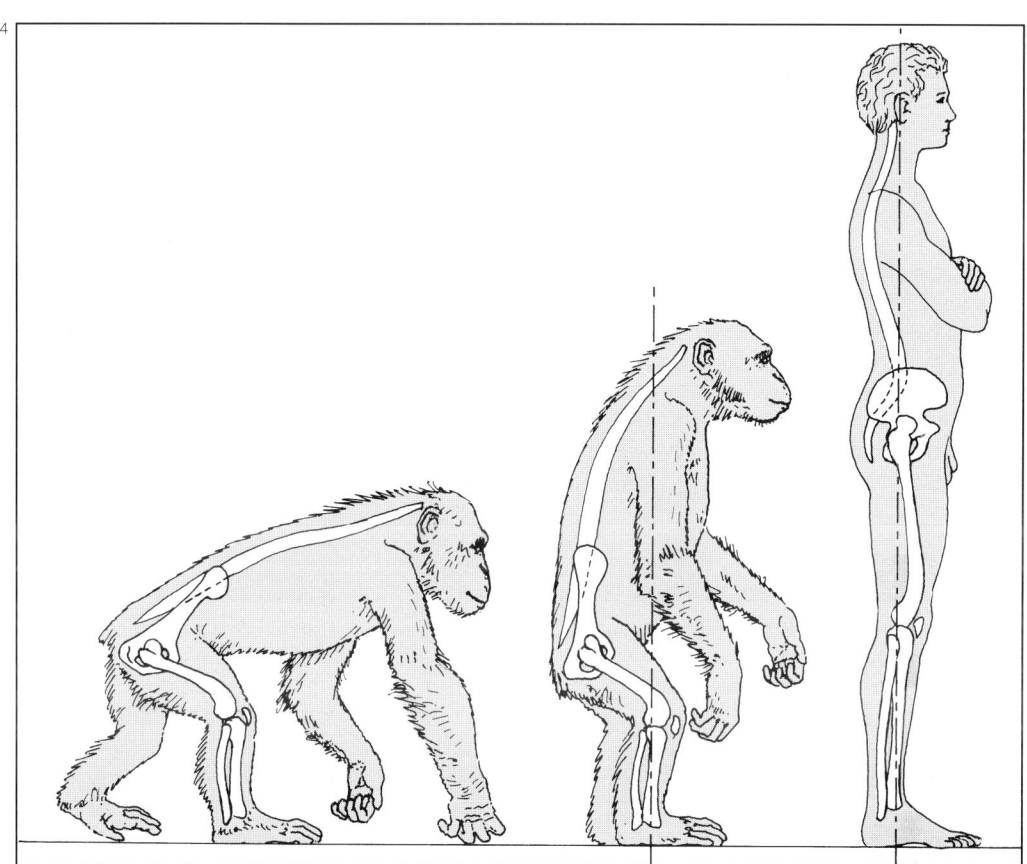

Abb. 4    Die Anpassung des Bewegungsapparates in Abhängigkeit von der Entwicklung des aufrechten Ganges.

Lendenwirbelsäule befindet sich die größte Krümmung. Diesem »Knick« haben sich die Wirbelkörper durch ihre Keilform angepaßt, so daß die Deckflächen stets parallel zueinander stehen und die dazwischen liegenden Bandscheiben gleichmäßig belastet werden. Eine entsprechende Veränderung der natürlich gewachsenen Statik durch dauernde Fehlhaltung kann demzufolge

Schädigungen der betreffenden Wirbelsäulenabschnitte nach sich ziehen. Der Brustkorb und der Schultergürtel wurden den veränderten Funktionen im Vergleich zum Stadium des Vierfüßers angepaßt. Für den hier interessierenden Zusammenhang ist besonders die Ausbildung zweier neben der Wirbelsäule parallel verlaufender Rinnen wichtig, die das Lager für

einen Teil der Rückenmuskulatur bilden. Auch die veränderte Lage der Schulterblätter bringt einige funktionelle Besonderheiten mit sich.
Das System der Rückenmuskeln, das für den Halt der aufgerichteten Wirbelsäule zuständig ist, besteht aus einer Vielzahl von einzelnen, zum Teil sehr kleinen Muskeln. Es finden sich aber auch lange Züge,

die beinahe den ganzen Rücken überspannen. Der häufig verwendete Vergleich der »Vertäuung eines Schiffsmastens« kennzeichnet dieses Zusammenspiel wohl am besten (siehe Abbildung 5).
Die Schulterblätter, welche selbst noch beim Menschenaffen seitlich des Brustkorbes zu finden sind, wanderten beim Menschen ganz auf die Rückseite des Brustkorbes. Der Halt des gesamten Schultergürtels wird ausschließlich von dafür spezialisierten Muskelgruppen geleistet. Auch an dieser Stelle wird wieder deutlich, daß die gesamte Statik von einem gut funktionierenden Zusammenspiel des passiven und aktiven Bewegungsapparates abhängt.

Das Becken als eine der wichtigen Bausteine im Aufbau der Statik ist in seinen Funktionen an die Anforderungen des Aufrechtgehens ebenfalls angepaßt. Ursprünglich als langgestreckte Verbindung zwischen der Wirbelsäule und den Hinterbeinen beinahe ausschließlich auf die Fortbewegung ausgerichtet ist es zu einer breiteren »Schüssel« umgeformt worden. Es trägt die gesamten Eingeweide und dient mit seinen großen Flächen den kräftigsten Muskeln am Bewegungsapparat als Ursprung. Von hier kom-

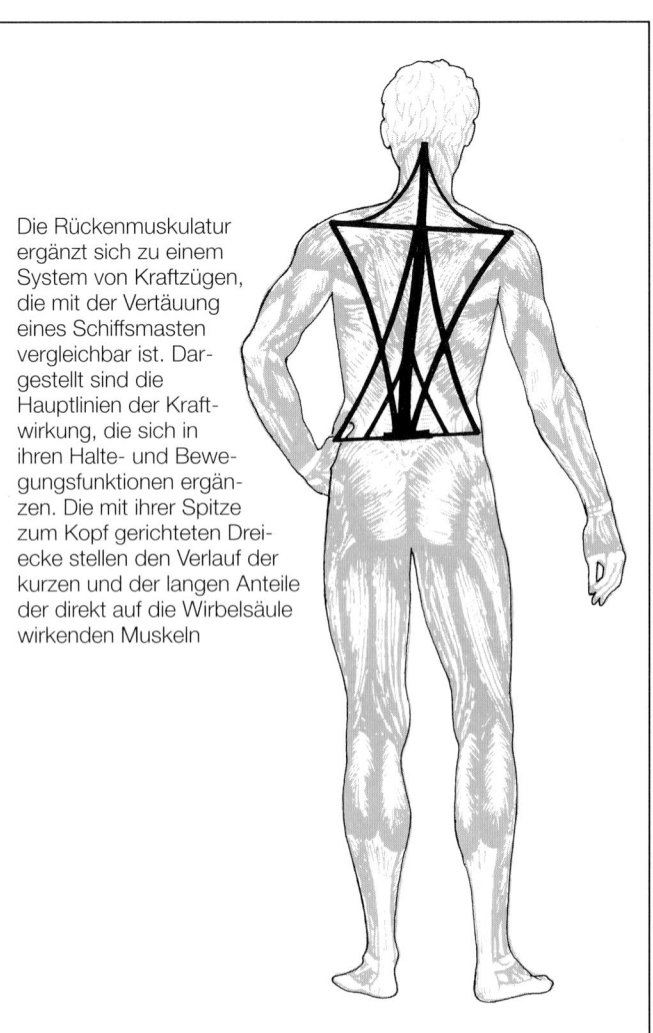

Die Rückenmuskulatur ergänzt sich zu einem System von Kraftzügen, die mit der Vertäuung eines Schiffsmasten vergleichbar ist. Dargestellt sind die Hauptlinien der Kraftwirkung, die sich in ihren Halte- und Bewegungsfunktionen ergänzen. Die mit ihrer Spitze zum Kopf gerichteten Dreiecke stellen den Verlauf der kurzen und der langen Anteile der direkt auf die Wirbelsäule wirkenden Muskeln

Abb. 5    Das System der Rückenmuskulatur.

men die Muskelgruppen, welche die Beine bewegen und im aufrechten Stand auch die Statik sichern. Von den Vorderflächen der beiden Beckenschaufeln kommt ein Anteil des kräftigsten Hüftgelenkbeugers. Zusammen mit einem

ebenfalls beidseitig vorhandenen Muskelstrang, der der Lendenwirbelsäule entspringt, bildet er den Lenden-Darmbeinmuskel. Dieser ist ein eindringliches Beispiel für einen zur mangelnden Dehnfähigkeit neigenden Muskel und die daraus resultierenden Folgen für eine veränderte Statik. Er kann bei nicht ausreichender Dehnfähigkeit das Becken in eine gekippte Position bringen und im weiteren Aufbau der Wirbelsäule eine verstärkte »Hohlkreuzstellung« bewirken.

Die Beurteilung der Beckenstellung und der sich daraus ergebende Einfluß auf die Krümmung der Wirbelsäule hat sich im Bereich der Bewegungstherapie zu einem bisweilen hitzigen Wettstreit unterschiedlicher Behandlungsmethoden entzündet. Diese Diskussion soll hier nicht aufgenommen werden, obgleich die zusammengestellte Praxis auf krankengymnastischem Gedankengut beruht.
Das Bemühen, eine Aussage zu formulieren, wann eine Stellung des Beckens richtig oder falsch ist, würde der Grundkonzeption des Buches widersprechen. Es geht nicht darum, die aufrechte Haltung einem von außen vorgegebenen, vermeintlich objektiven Maßstab anzupassen. Es sollen vielmehr Möglichkeiten beschrieben werden, wie jeder einzelne sich bewußt mit seiner Haltung und Bewegung auseinandersetzen kann und – was ganz entscheidend ist – dabei etwas für sich an Körpererfahrung gewinnt.

Die auf Seite 65 zusammengefaßten Anmerkungen zum Sitzen auf einer geneigten Sitzfläche greifen die Problematik der Beckenstellung zum Teil auf. Sie werden an dieser Stelle aus einer gelenkmechanischen Sicht betrachtet und sind im oben genannten Sinne als eine Empfehlung zu verstehen.

Die Füße und Beine, in der Terminologie der Funktionellen Anatomie auch als untere Extremität bezeichnet, müssen beim Menschen allein die Aufgabe der Fortbewegung übernehmen. In der Anpassung an den aufrechten Gang bildeten sich hier die stärksten Knochen, die auch entsprechend länger sind als die der Arme. Bei den Menschenaffen ist dies noch umgekehrt.
Um eine erhöhte Standfestigkeit zu erreichen, sind die Beine weniger beweglich als die Arme. Die Beweglichkeit der Fußknochen ist im Vergleich mit denen der Hände im Interesse einer verbesserten Statik ebenfalls stärker eingeschränkt. Durch eine besondere Abstimmung der Knochen- und Gelenkkonstruktion wird bei ausreichender Festigkeit eine gute Fortbewegungsmöglichkeit gewährleistet.
So ist die Streckung im Hüftgelenk auf Grund des Verlaufes der kräftigen Bän-

der in der Form behindert, daß mit zunehmender Streckbewegung das Hüftgelenk festgestellt wird. Dies bewirkt während des Gehens für das Standbein die Funktion einer stabilen Tragesäule.
In der Gegenbewegung wird mit der zunehmenden Beugung eine größere Beweglichkeit erreicht.
Ein ähnlicher Zusammenhang gilt auch für das Kniegelenk. In der gestreckten Position ist es sehr belastungsstabil, da es zu einer Straffung der seitlichen Haltebänder und somit zu einer Verriegelung des Gelenkes kommt. In der Beugestellung ist es in verschiedene Bewegungsrichtungen frei und somit, wie das Hüftgelenk, auch anfälliger für Verletzungen. Die Füße, welche das gesamte Körpergewicht tragen, sind von ihrem knöchernen, also passivem Anteil als Gewölbe- beziehungsweise Brückenkonstruktion konzipiert. Der muskuläre, also aktive Teil ergänzt und sichert diese Funktionen.
Der Aufbau der Statik des menschlichen Bewegungsapparates beginnt bei den Füßen. Liegen hier bereits Störungen oder Veränderungen vor, so wirkt sich dies immer (in unterschiedlicher Ausprägung) auf den übrigen Körper aus. Die Auseinandersetzung mit der Haltung und der Bewe-

gung beginnt deshalb, genau genommen, an diesem unteren Pol. Im praktischen Teil dieses Buches wird an den entsprechenden Stellen auf die Position der Füße und der Beine, die aus gelenkmechanischer Sicht empfehlenswert sind, verwiesen. Die Darstellung einer speziellen »Fußgymnastik« erfolgt nicht, da in dem hier interessierenden Zusammenhang mehr komplexe Bewegungsabläufe im Mittelpunkt stehen. Die Beachtung und Pflege der Füße, welche auch eine Kräftigung der Fußmuskulatur einschließt, wird uneingeschränkt, nicht nur im Interesse eines guten statischen Aufbaus des Bewegungsapparates, empfohlen.

## Der allgemeine Aufbau und die Funktion der Gelenke im Überblick

Die Schaltstellen der Bewegung, wie die Gelenke auch genannt werden, sind für die Erfüllung spezifischer Aufgaben konstruiert. Die Schwingungsweite sowie die möglichen Bewegungsrichtungen sind den Aufgaben der beteiligten Glieder angepaßt.
Sehr große Bewegungsfreiheit findet sich beispielsweise im Schultergelenk, was durch die Gelenkform, die Lage weniger Bänder und

die beteiligte Muskulatur begründet ist. Große Festigkeit ist im Bereich der Fußwurzelknochen anzutreffen, obgleich die rein gelenkigen Anteile sehr gut beweglich wären. Durch eine Vielzahl von sehr straffen Haltebändern wird die Bewegungsfreiheit zugunsten einer federnden Funktion aufgegeben.
Ein stabiler Halt bei ausreichender Beweglichkeit kann auch durch die Einlagerung von Bindegewebe erreicht werden. Dies ist zum Beispiel an der Wirbelsäule mit den Bandscheiben der Fall.
In einem echten Gelenk sind die beiteiligten Gelenkflächen von Knorpelgewebe überzogen. Die Gelenkflächen sind in der Regel als Gelenkkopf und Gelenkpfanne ausgebildet. Eine von der Knochenhaut ausgehende Gelenkkapsel umschließt das gesamte Gelenk. Die feine Innenauskleidung dieser eher straffen Haut sondert eine Flüssigkeit, die Gelenkschmiere, ab. Diese sorgt für eine entsprechende Gleitfähigkeit, ernährt die Knorpelschicht und kann auch Belastungen auffangen. Bei einer Störung der Gelenkfunktion durch entzündliche Veränderungen oder durch starke mechanische Beeinträchtigungen kommt es zu einer vermehrten Flüssigkeitsproduktion im Gelenk. Das

äußere sichtbare und spürbare Zeichen ist eine mehr oder weniger starke Schwellung.
Wie bereits kurz beschrieben kann die Festigkeit eines Gelenkes außer durch seine Form noch durch andere Einflußfaktoren bedingt werden. Neben der knöchernen Führung findet sich noch eine Band- und eine Muskelführung. Beispielsweise ist das Hüftgelenk durch eine gute Anpassung von Gelenkkopf und Gelenkpfanne gekennzeichnet. Diese ist beim Kniegelenk nicht vorhanden, so daß kräftige Bänder den Halt sichern müssen. Das bereits genannte Schultergelenk hat nur sehr kleine Gelenkflächen, kaum haltende Bandanteile und eine sehr schlaffe Gelenkkapsel. Der Zusammenhalt ist durch die Muskulatur gesichert.
An dieser Stelle wird um ein weiteres Mal deutlich, daß die Stabilität und Mobilität des gesamten Bewegungsapparates von einem aufeinander abgestimmten Zusammenspiel des passiven und des aktiven Bewegungsapparates abhängt. In Bereichen, wo im Skelettsystem zugunsten größerer Beweglichkeit eher lockere Gefüge vorhanden sind, kann eine gut funktionierende Muskulatur solche passiven »Schwachstellen« aktiv kompensieren.

## Der allgemeine Aufbau und die Funktion der Muskulatur im Überblick

Die Skelettmuskulatur, also der aktive Teil des Bewegungsapparates, ist der Motor für alle Halte- und Fortbewegungsaufgaben. Über willkürliche Nervenimpulse werden einzelne Muskeln oder ganze Muskelgruppen zur Kontraktion veranlaßt. Während der Muskel arbeitet, kann er sich bis zur Hälfte seiner ursprünglichen Länge verkürzen und an Umfang bis zum Doppelten zunehmen. Die dabei enstehende Zugkraft wird über die Sehnen auf die Knochen übertragen.

Nähert sich dabei ein Gelenkanteil dem anderen an, so wie das bei der Beugung des Ellenbogengelenkes geschieht, spricht man von konzentrischer Arbeitsweise. In diesem Fall zieht die Beugemuskulatur den Unterarm in Richtung des Oberarmes.

Entfernen sich die beiden Gelenkpartner voneinander, wobei der Unterarm gegen die Schwerkraft abgebremst wird, liegt eine exzentrische Arbeitsweise vor. Dabei ist entscheidend, daß die Streckung im Ellenbogengelenk nicht durch die Arbeit der Streckmuskulatur zustande kommt, sondern durch die Wirkung der Schwerkraft. Dies ist zum Beispiel beim Absetzen von Gegenständen der Fall.

Wird die Bewegung, gleichgültig ob in der Beugung oder in der Streckung, angehalten, so arbeiten die beteiligten, kraftentfaltenden Muskeln statisch.

Zusammenfassend können also folgende Arbeitsweisen der Muskulatur unterschieden werden: Überwindend, nachgebend und haltend. Die Bezeichnungen isotonisch, isometrisch und auxoton sind nicht mehr sehr gebräuchlich. Als Synonyme werden vor allem im Bereich der Trainingslehre »positiv dynamisch«, »negativ dynamisch« und »statisch« benutzt.

Ein Großteil der Übungsformen, die im praktischen Teil dieses Buches vorgestellt werden, beanspruchen die Muskulatur statisch. Auf die näheren Zusammenhänge wird deshalb in einem gesonderten Abschnitt eingegangen.

Die Skelettmuskulatur ist aus einzelnen Fasern aufgebaut, die als spezialisierte Zellen des menschlichen Körpers betrachtet werden können. Jede einzelne Faser besitzt im Gegensatz zu den übrigen Zellen mehrere Zellkerne, welche dicht unter einer elastischen Hülle liegen. Diese ist wiederum von einem Gewebegitter umgeben, welches am Ende in die Fasern der Sehne übergeht. Die einzelnen Muskelfasern sind zu Faserbündeln zusammengefaßt, die wiederum von einer eigenen Haut umschlossen sind, welche das Gleiten der Faserbündel gegeneinander ermöglicht. Faserbündel in unterschiedlicher Anzahl ergeben schließlich die verschiedenen Muskelbäuche, die am Bewegungsapparat in unterschiedlichen Formen vorkommen.

Innerhalb der Muskelzelle sind in Längsrichtung zahlreiche sogenannte Myofibrillen aufgereiht. Ihr Durchmesser beträgt nur ca. 1/1000 mm. Die nächstkleineren Bausteine, aus denen die Myofibrillen zusammengesetzt sind, heißen Myofilamente. Es werden zwei Arten von Myofilamenten unterschieden, das Aktin und das Myosin.

Bei der Kontraktion eines Muskels wird das Aktinfilament zwischen die Myosinfilamente gezogen. Dies bewirkt die Verkürzung und Verdickung der Myofibrillen. Die entstehende Kraft wird auf das die Muskelfasern umgebende Gewebe und somit auf die Sehne übertragen. Ist die dabei entwickelte Kraft größer als die zu bewegende Last, nähert sich der Ansatzort des Muskels dem Ursprung an. In dem zuvor gewählten Beispiel würde also bei

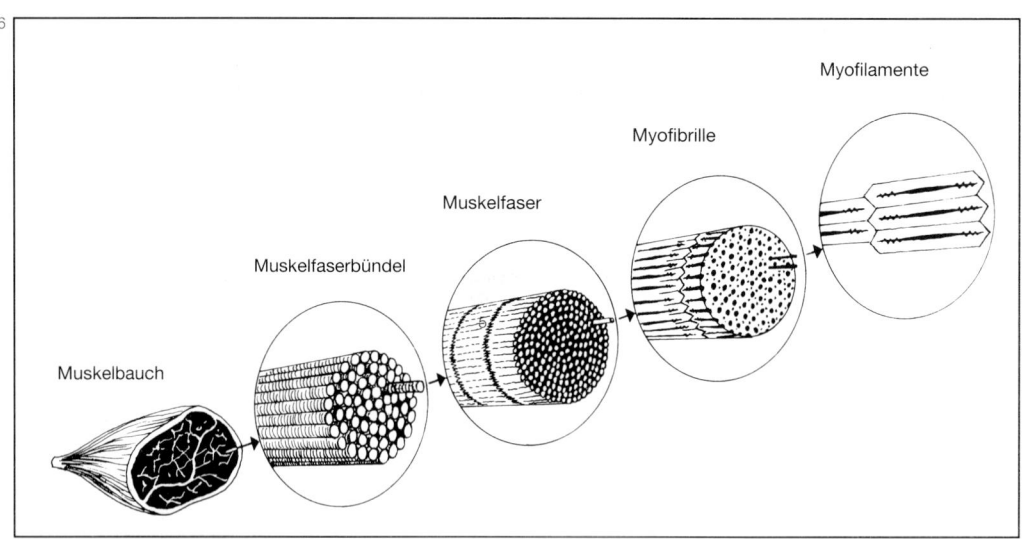

## 6

Myofilamente

Myofibrille

Muskelfaser

Muskelfaserbündel

Muskelbauch

Abb. 6    Der Aufbau der Skelettmuskulatur.

genügender Kraft der Beugemuskulatur ein mit den Händen gehaltenes Gewicht dem Oberarm angenähert werden. Läßt man das Gewicht wieder zurück in die Ausgangsposition absinken, arbeitet die gleiche Muskelgruppe nachgebend. Sind die entwickelte Kraft und die zu haltende Last im Gleichgewicht, arbeitet die Muskulatur statisch.

Wird die Skelettmuskulatur in die Länge gezogen, so wie dies bei der Muskeldehnung geschieht, können die Filamente bis zu einem gewissen Grad auch auseinandergezogen werden. Das in der Muskulatur vorhandene Bindegewebe läßt dies auf Grund seiner Gitterstruktur zu, ohne Schaden zu erleiden. Die Muskulatur hat also auch elastische Eigenschaften. Im koordinierten Zusammenspiel der verschiedenen Muskelgruppen gewinnt diese Elastizität eine entscheidende Bedeutung. Da im Praxisteil auch verschiedene Dehnpositionen beschrieben werden, sind die genaueren Zusammenhänge in einem gesonderten Abschnitt zusammengefaßt.

## Die statische Muskelanspannung im Zusammenhang mit der aufrechten Haltung

Die im Praxisteil dargestellten Spannungsübungen zielen in ihrer Wirkung auf eine Verbesserung der Körperhaltung. Die zugrundeliegende Theorie soll im folgenden dargestellt werden und die allgemeine Beschreibung der Muskulatur ergänzen. Damit ist die Hoffnung verbunden, daß der Leser durch die Kenntnis der Begründungen eher motiviert ist, die entsprechenden Übungen durchzuführen. Wie bereits erläutert besitzt die Skelettmuskulatur die Fähigkeit, sich aktiv zusammenzuziehen. Hierzu bedarf es immer eines äußeren Anreizes, der in Form eines Nervenimpulses an die Muskulatur weitergegeben wird. Dieser elektrische Reiz wird von Nervenzellen im Rückenmark ausgesandt. Diese stehen wiederum mit dem Gehirn in Verbindung, von dem der Befehl zur Anspannung gegeben wird.

Mehrere Muskelfasern eines Skelettmuskels werden dabei von einer Nervenzelle zugleich versorgt. Dieser kleinste Baustein der menschlichen Bewegung wird auch motorische Einheit genannt.

Bei starken Reizen ziehen sich viele Muskelfasern zusammen, bei weniger starken verringert sich die Anzahl. Die Kraft, die ein Muskel entwickeln kann, hängt einmal von der Gesamtzahl der vorhandenen Muskelfasern ab und zum anderen von der Fähigkeit, möglichst viele Fasern zugleich aktivieren zu können.

Diese Fähigkeit ist trainierbar, und nach den Aussagen der Trainingslehre der erste nachweisbare Effekt jeglichen Trainings. Es kommt zu einem verbesserten Zusammenspiel der Muskelfasern innerhalb eines Muskels. Zugleich kann man eine bessere Koordination der verschiedenen Muskeln untereinander beobachten.

Da die Darstellung der Krafttrainingsprinzipien der Konzeption dieses Buches widersprechen würde, soll konsequenterweise auch darauf verzichtet werden. Der beschriebene Zusammenhang ist jedoch für das Verständnis einer gut koordinierten und vor allem ökonomischen Zusammenarbeit der Skelettmuskulatur von Bedeutung.

Auf Grund der Verbindung, die zum Großhirn besteht, unterliegt die Muskulatur des Bewegungsapparates dem Willen. So kann die Muskelanspannung, aber auch die muskuläre Entspannung bewußt gesteuert werden. Interessant ist in diesem Zusammenhang, daß das Gehirn nicht an einzelne Muskeln denkt, sondern immer an Haltungen oder Bewegungen. Diese Haltungs- und Bewegungsmuster sind in bestimmten Bereichen der Großhirnrinde gespeichert. Alltägliche Bewegungsabläufe sind so automatisiert, daß sie in der Regel ohne ständiges Nachdenken und gut koordiniert funktionieren. Neu gelernte Muster müssen erst »verinnerlicht« werden, bevor das Zusammenspiel der beteiligten Muskeln genauso reibungslos abläuft. Das gleiche gilt für bereits angelegte Haltungsgewohnheiten und Bewegungshandlungen, die umgelernt werden sollen. Der Einsatz der Muskulatur, gleichgültig ob dies durch ein gezieltes Training, durch gymnastische Übungsformen oder wie hier durch den bewußten Umgang mit Alltagsbewegungen geschieht, hat verschiedene Wirkungen auf das Bewegungssystem.

Für die gehaltene (statische) Anspannung lassen sich dabei folgende Effekte beschreiben:

o Die Muskelaktivität hat einen Weckreiz auf die Großhirnrinde. Nach mehreren Anspannungen auch verschiedener Muskelgruppen wird in der Regel ein belebender Effekt verspürt. Dies ist gut nachzuvollziehen, wenn man an das Räkeln und Strecken denkt, das man zumeist spontan einsetzt, um frischer zu werden.

o Nachdem der Muskel gearbeitet hat, findet in der Phase der Entspannung eine bessere Durchblutung statt. Das subjektive Wärmeempfinden, welches oft wahrzunehmen ist, bestätigt dies.

o Nach vorheriger Anspannung scheint auch die Entspannungsfähigkeit der Muskulatur verbessert. Dieser Effekt wird bei der Muskeldehnung häufig verwendet, indem man einen Muskel erst anspannt und dann dehnt.

o Die Atemtätigkeit wird ebenfalls angeregt, was die erstgenannte positive Wirkung unterstützen kann.

o Langfristig gesehen erfolgt eine Erhöhung der Grundspannung der beanspruchten Muskulatur. So lassen sich Muskeln, die zu einer verminderten Spannung neigen, positiv beeinflussen. Sind die Kraftreize groß genug, nimmt der Muskel auch an Kraft zu.

o Ein ebenfalls erst nach längerem Üben zu beobachtender Effekt ist der Einfluß auf die Haltungs- und Bewegungsmuster. Wie zuvor bereits erwähnt, können diese zunächst bewußt verändert werden, bis sie schließlich automatisch ablaufen. Der zuletzt genannte Zusammenhang zeigt auf, daß die Wirkungsrichtung von Großhirn zu muskulärem System nicht einseitig zu sehen ist, sondern durchaus auch Rückwirkungen stattfinden.

Der Bewegungsapparat ist darüber hinaus in der Lage, verschiedenste Signale an das Gehirn zu melden. Diese gehen von spezialisierten Meßfühlern aus, die je nach ihrer Funktion und Lokalisation, bestimmte Reize aufnehmen können. So gelangen zum Beispiel Tast- und Lageempfindungen, aber auch Gelenkstellungen, Muskelspannungen und andere Meldungen in das Bewußtsein. Sie werden dort bewertet und weiterverarbeitet und können den Bewegungsapparat wieder rückwirkend zu Reaktionen veranlassen. Die meisten dieser ständig fließenden Informationen entziehen sich normalerweise unserer Aufmerksamkeit.

Bei der Lenkung der Wahrnehmung auf diese Vorgänge können sie bewußt verfolgt werden. So ist es zum Beispiel möglich, verschiedene Winkelstellungen im Ellenbogengelenk relativ genau zu benennen, ohne dabei den Arm anzusehen. Ebenso läßt sich in der Rückenlage das Gewicht verschiedener Körperteile erspüren, wenn man nur daran denkt.

Dieses mögliche Wechselspiel zwischen Haltung, Bewegung und Körperwahrnehmung auf einer bewußten Ebene kann den Zugang zum eigenen Körperempfinden schaffen. Dies gelingt manchen Personen spontan, andere benötigen hierfür etwas Geduld. Da Wahrnehmungen immer subjektiv geprägt sind, läßt sich an vielen Stellen im Praxisteil dieses Buches nicht allgemeingültig beschreiben, welche Sinneserlebnisse angesprochen werden. So kann zum Beispiel nach einer vorausgegangenen Dehnung ein Bein als schwerer, aber durchaus auch als wärmer empfunden werden. An den entsprechenden Stellen wird deshalb versucht, in offener Form durch erprobte Hilfestellungen diesen Vorgang etwas zu erleichtern. Auch hier gilt der eingangs beschriebene Grundsatz, daß es dabei kein »richtig« und kein »falsch« gibt.

## Die Muskeldehnung im Zusammenhang mit der Statik des Bewegungsapparates

Der praktische Umgang mit der Muskeldehnung ist sowohl im therapeutischen als auch im sportpraktischen Bereich ein bekannter Übungsinhalt. Erstaunlich ist deshalb die Tatsache, daß die Grundlagen der Muskeldehnung bei weitem nicht so gut erforscht sind wie die des Krafttrainings. Die hier zusammengefaßten Hinweise basieren deshalb auf Erfahrungswerten, so wie sie primär im Bereich der Bewegungstherapie gemacht wurden.

Bei der Beschreibung des allgemeinen Aufbaus der Muskulatur wurde bereits darauf hingewiesen, daß jeder Skelettmuskel auch über elastische Eigenschaften verfügt. Diese können bei entsprechender Veranlagung bis in extreme Bereiche trainiert werden, so wie das von den sogenannten Kautschukartisten bekannt ist. Wird jedoch der Bewegungsapparat hinsichtlich seiner Beweglichkeit wenig beansprucht, so scheinen sich die Muskelgruppen dem anzupassen und an Elastizität zu verlieren. Dies wird durch unsere Haltungs- und Arbeitsgewohnheiten zusätzlich unterstützt. Beispielsweise bedingt das ausschließliche Tragen hoher Absätze eine Annäherung der Wadenmuskulatur und in der Konsequenz eine schlechtere Dehnfähigkeit dieser Muskelgruppe. Beginnt man nun unvorbereitet mit einer sportlichen Betätigung, welche die Wadenmuskeln stark beansprucht, kann es zu Schädigungen der Muskulatur oder gar der Achillessehne kommen. Darüber hinaus wird durch die Absatzerhöhung das Becken in eine stärker gekippte Position gebracht, was eine meist deutliche Hohlkreuzposition zur Folge hat.

Die Muskeln, welche hinsichtlich ihrer Verkürzungsneigung Probleme bereiten, werden auf Seite 24 benannt. Die gleichen Muskelgruppen stehen auch in einem besonderen Bezug zur Statik des Bewegungsapparates. Bei entsprechend schlechter Dehnfähigkeit beeinflussen sie nicht nur die aufrechte Haltung, sondern auch viele Alltagsbewegungen negativ. So ist zum Beispiel bei einer Verkürzung des großen Brustmuskels die Reichweite des Armes und somit der Hände eingeschränkt. Bei Arbeiten über Kopf kann die mangelnde Beweglichkeit der Schultergelenke nur über die Wirbelsäule kompensiert werden, was eine Fehlbelastung insbesondere der Lendenwirbelsäule ermöglicht.

Nicht zuletzt aus diesem Grund erscheint es sinnvoll, die Förderung der Beweglichkeit durch gezielte Muskeldehnung zu unterstützen. Eine positive Beeinflussung der Körperhaltung ist sowohl von ausreichender Beweglichkeit, als auch von genügender Haltekraft der aufrichtenden Muskelgruppen abhängig.

Die bewußte und gezielte Dehnung bewirkt in einigen Muskeln ein deutliches »Dehngefühl«. Am ausgeprägtesten ist dies in der Regel bei der Muskulatur der Oberschenkelrückseite der Fall. Eine empfehlenswerte Dehnposition hierzu ist auf Seite 36 beschrieben. Bemüht man sich, dieses schwer in Worte zu fassende Gefühl etwas wirken zu lassen, kann man gut nachvollziehen, was dieser Bereich der Körperwahrnehmung bedeutet. Muskeldehnungen sind also durchaus geeignet, auch in diesem Sinne angewandt zu werden. Als Methode bietet sich die konstant gehaltene Dehnung an, also keine federnde oder wippende Ausführung.

Wer im Umgang mit der Muskeldehnung Erfahrung besitzt, kann diese auch mit einer vorherigen Anspannung der Muskelgruppe verbinden. Hinsichtlich der verschiedenen möglichen Dehnmethoden soll an dieser Stelle jedoch keine Wertung vorgenommen werden.

Die Dauer der Dehnung wird durch das subjektive Empfinden gesteuert. Für den Neueinsteiger seien ca. 10 Sekunden gehaltene Dehnung empfohlen.

Dies wird erreicht, indem die Muskulatur entgegen der beabsichtigten Dehnungsrichtung gegen einen Widerstand zur gehaltenen Anspannung gebracht wird. Für die Dauer der Anspannung sind ca. 5 Sekunden empfehlenswert. Die Intensität muß, entgegen früheren Meinungen, nicht im maximalen Bereich liegen. Eine mäßige Anspannung reicht als Vorbereitung für die folgende Dehnung aus.

# Der praktische Umgang mit dem Bewegungsapparat

In den vorangegangenen Kapiteln wurde bereits erläutert, daß eine negative Beeinflussung der Statik häufig auf der Grundlage von schlecht dehnfähiger, beziehungsweise abgeschwächter Muskulatur zu sehen ist. Die Inhalte der beschriebenen praktischen Anleitungen beziehen sich zum Großteil auf diese Systematik. Die betreffenden Muskelgruppen sind deshalb im folgenden kurz zusammengefaßt dargestellt (Abb. 7). An dieser Stelle soll darauf hingewiesen werden, daß nur diejenigen Anteile benannt werden, über die in der entsprechenden Fachliteratur eine einheitliche Meinung zu finden ist.

Die Muskelgruppen werden nicht den einzelnen Abschnitten der Praxisbeschreibung zugeordnet, da sich deren Gliederung an dem Ablauf eines Tages orientiert. Die Reihenfolge von

Abb. 7    Muskeln mit mangelnder Dehnfähigkeit der Vorderseite. Muskeln mit mangelnder Dehnfähigkeit der Rückseite.

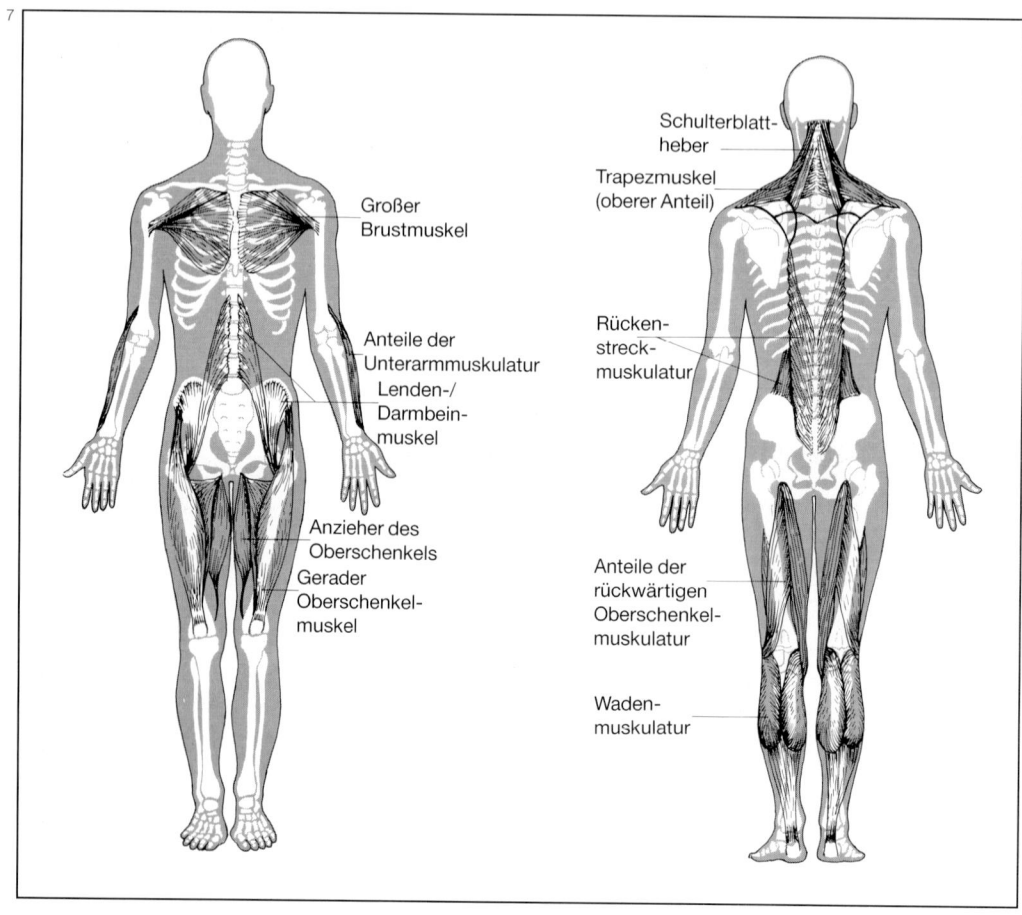

7

Großer Brustmuskel

Anteile der Unterarmmuskulatur

Lenden-/ Darmbeinmuskel

Anzieher des Oberschenkels

Gerader Oberschenkelmuskel

Schulterblattheber

Trapezmuskel (oberer Anteil)

Rückenstreckmuskulatur

Anteile der rückwärtigen Oberschenkelmuskulatur

Wadenmuskulatur

dehnenden und kräftigenden Elementen wird also von der jeweiligen Situation bestimmt und nicht von methodischen Überlegungen. Die zu Beginn beschriebene Absicht, eine Verbesserung der Haltung unabhängig von typischen Gymnastiksituationen zu unterstützen, bleibt somit beibehalten. In dem ab Seite 90 zusammengefaßten kompakten Übungsprogramm wird dann jedoch nochmals gezielter auf die genannten Muskelgruppen eingegangen.

Die Zusammenstellung der dort zu findenden Übungen berücksichtigt die in den Abbildungen 7 und 8 dargestellte Systematik.

## Muskeln mit mangelnder Dehnfähigkeit

*Die großen Brustmuskeln* haben die Aufgabe, die Arme nach vorne zu führen und sie dabei einwärts zu drehen. Die Auswirkung einer Verkürzung dieser Muskeln ist in dem auf Seite 23 beschriebenen Beispiel verdeutlicht worden. Werden die Arme bei stabi-

Abb. 8    Muskeln mit verminderter Kraft der Vorderseite. Muskeln mit verminderter Kraft der Rückseite.

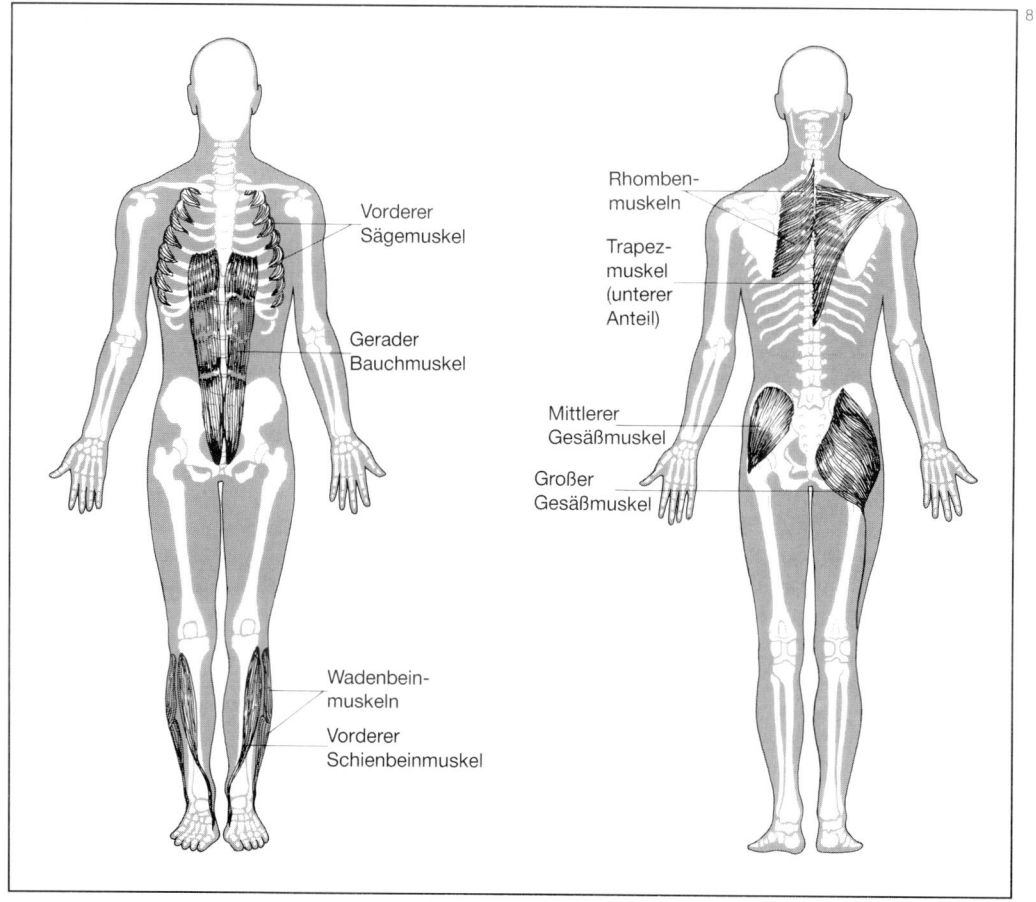

Vorderer Sägemuskel

Gerader Bauchmuskel

Wadenbeinmuskeln

Vorderer Schienbeinmuskel

Rhombenmuskeln

Trapezmuskel (unterer Anteil)

Mittlerer Gesäßmuskel

Großer Gesäßmuskel

lisierter Wirbelsäule rückenwärts geführt und dabei möglichst auswärts gedreht, wird die Dehnstellung erreicht.
Praxisbeispiel(e): Seite 82

*Die Anteile der Unterarmmuskulatur* haben keine entscheidende Bedeutung für die Gesamtstatik und werden nur der Vollständigkeit halber genannt.

*Die Lenden-Darmbeinmuskeln* sind die kräftigsten Beugemuskeln des Hüftgelenkes. Ihre Bedeutung für die Statik wurde auf Seite 16 beschrieben. Die Dehnstellung wird in der Hüftgelenkstreckung erreicht, wobei das Becken und die Lendenwirbelsäule nicht in die gekippte Position ausweichen sollen.

*Die geraden Oberschenkelmuskeln* gehören aus funktioneller Sicht mit ihrer ebenfalls hüftgelenkbeugenden Wirkung zu den Lenden-Darmbeinmuskeln. Sie haben jedoch zusätzlich noch eine streckende Wirkung auf das Kniegelenk.
Praxisbeispiel(e): Seite 94

*Die Anzieher der Oberschenkel* schließen die Beine. Sie können gedehnt werden, wenn beide Beine gleichzeitig nach außen geführt werden. Auf Grund der verschiedenen Anteile dieser Muskelgruppe sollte dies in unterschiedlichen Hüftbeugewinkeln geschehen.
Praxisbeispiel(e): Seite 92

*Die Schulterblattheber* schwenken nicht nur die Schulterblätter kopfwärts, sondern haben auch Halteaufgaben an der Halswirbelsäule. Bei einseitiger Anspannung drehen und neigen sie den Kopf zu einer Seite. Wird der Kopf in die Gegenrichtung geneigt und gedreht, wird ihre Dehnstellung erreicht.
Praxisbeispiel(e): Seite 62

*Die oberen Anteile der Trapezmuskeln* heben und halten den Schultergürtel. Bei einseitiger Anspannung neigen sie den Kopf zu einer Seite und drehen ihn dabei zur Gegenseite. Ihre Dehnung erfolgt in genau entgegengesetzter Richtung. Eine ausreichende Dehnstellung wird in den meisten Fällen bereits nur durch den Anteil der Seitneige erreicht.
Praxisbeispiel(e): Seite 71

*Die Rückenstreckmuskulatur* wird zwar zu den Muskeln mit mangelnder Dehnfähigkeit gerechnet, sie ist bei vielen Personen oft auch schwach ausgebildet. Im Praxisteil werden aus diesem Grund sowohl dehnende als auch kräftigende Beispiele beschrieben. Sie hat vorwiegend haltende und stabilisierende Aufgaben an der Wirbelsäule, aber auch bewegende Funktionen.
Praxisbeispiel(e): Seite 46 und 91

*Anteile der rückwärtigen Oberschenkelmuskulatur* beugen das Kniegelenk und haben eine Streckwirkung im Hüftgelenk. Sie befinden sich in der Dehnstellung, wenn (möglichst nur ein Bein) im Hüftgelenk gebeugt und im Kniegelenk gestreckt wird. Die Dehnung ist in der Regel sehr deutlich zu spüren (vgl. Seite 23).
Praxisbeispiel(e): Seite 36

*Die Wadenmuskulatur* wird von zwei übereinanderliegenden Muskeln gebildet. Beide zusammen setzen an der Ferse an und haben eine streckende Wirkung auf den Fuß. Ein Muskelanteil zieht über das Kniegelenk und hat dort eine beugende Funktion. Die Dehnung wird demzufolge über das Heben des Fußes bei gestrecktem Kniegelenk erreicht. Der andere Anteil wird ebenfals durch das Heben des Fußes jedoch bei gebeugtem Kniegelenk erreicht.
Praxisbeispiel(e): Seite 37

# Muskeln mit verminderter Kraft

*Die vorderen Sägemuskeln* haben an den Schulterblättern sowohl Bewegungs- als auch Halteaufgaben. Sie sind bei vielen Bewegungen der Arme an der Stabilisierung des Schultergürtels beteiligt. Eine Anspannung dieser Muskeln erfolgt bei allen Stütz- und Stemmfunktionen.
Praxisbeispiel(e): Seite 83

*Der gerade Bauchmuskel* verbindet den Brustkorb mit dem Becken und erfüllt die Bewegungsaufgabe der Rumpfbeuge. In seiner Haltefunktion trägt er maßgeblich zu einer Stabilisation des Rumpfes bei. Zusammen mit den übrigen Anteilen der Bauchmuskulatur bewirkt er die sogenannte Bauchpresse. Dabei wird durch die muskuläre Anspannung der Druck im Bauchraum erhöht, was sich auf die Lendenwirbelsäule und die unteren Anteile der Brustwirbelsäule stabilisierend auswirkt. Sowohl bei der Rumpfbeuge als auch bei der Beckenaufrichtung kommt er zur Anspannung.
Praxisbeispiel(e): Seite 91 und 93

*Die Wadenbeinmuskeln* heben die Fußaußenkanten, und *die vorderen Schienbeinmuskeln* die Fußrücken an. In ihrer Haltefunktion ergänzen sie sich zu Stabilisatoren des Fußlängsgewölbes. Beide Muskelgruppen sind am besten durch eine gezielte Fußgymnastik zu kräftigen, die, wie auf Seite 18 begründet, nicht Inhalt dieses Buches ist. In einigen Praxisbeispielen werden sie dennoch in die Anspannung mit einbezogen.
Praxisbeispiel(e): Seite 35

*Die Rhombenmuskeln* ziehen die Schulterblätter in Richtung der Wirbelsäule und sind an der Stabilisation des Schultergürtels beteiligt. Zusammen mit den vorderen Sägemuskeln bilden sie eine wichtige »Halteschlinge« für die Schulterblätter. Beim Zusammenführen beider Schulterblätter werden sie angespannt.
Praxisbeispiel(e): Seite 76

*Die unteren Anteile der Trapezmuskeln* ziehen die Schulterblätter nach unten in Richtung der Wirbelsäule. Bei Bewegungen der Arme in oder über Schulterhöhe vor dem Körper halten sie, zusammen mit den anderen Schulterblattstabilisatoren, das Schulterblatt und somit den Schultergürtel in einer stabilen Position.
Praxisbeispiel(e): 54

*Die mittleren Gesäßmuskeln* spreizen die Beine in den Hüftgelenken ab. Während der Standbeinphase sind sie an der Beckenstabilisation beteiligt. Durch ihre haltende Wirkung auf das Becken wirken sie, ebenso wie die Bauch- und weitere Anteile der Gesäßmuskulatur, indirekt auf die Statik der Wirbelsäule.
Praxisbeispiel(e): Seite 93

*Die großen Gesäßmuskeln* haben eine kräftige streckende Wirkung in den Hüftgelenken. Steht ein Bein (oder beide) fest, können sie im Zusammenspiel mit den Bauchmuskeln das Becken aufrichten. Für ihre volle Funktion im Sinne der Hüftgelenkstreckung ist eine ausreichende Dehnfähigkeit der Hüftgelenkbeugemuskulatur notwendig.
Praxisbeispiel(e): Seite 42

## Die wichtigsten an der aufrechten Haltung beteiligten Muskelgruppen

An den komplexen Halte- und Bewegungsfunktionen des Bewegungsapparates sind immer mehrere Muskelgruppen zugleich beteiligt. Die Funktionelle Anatomie bezeichnet diese zusammenarbeitenden Muskeln als »Synergisten«. Begriffe wie »Muskelkette« oder »Muskelschlinge« sind ebenso gebräuchlich. Die abgebildete »Streckschlinge« hat als Haltemuskulatur die Aufgabe, gegen die Schwerkraft zu wirken, also den aufrechten Stand zu sichern. Der Anteil bis zum Beckengürtel ist auch an der Fortbewegung beteiligt. Die Bauch- und Rückenmuskulatur kann am Bekken und am Rumpf ebenfalls Bewegungsfunktionen erfüllen.

Soll nun die Aufrichtung verbessert werden, kommt diesen Muskeln hinsichtlich ihrer Haltekraft eine wichtigere Bedeutung zu als anderen. Für die Statik des menschlichen Körpers ist eine kräftige Gesäß-, Bauch- und Rückenmuskulatur bedeutsamer als ein gut profilierter Bizeps am Oberarm.

Berücksichtigt man in diesem Zusammenhang nochmals die Systematik der Muskeln mit mangeln-

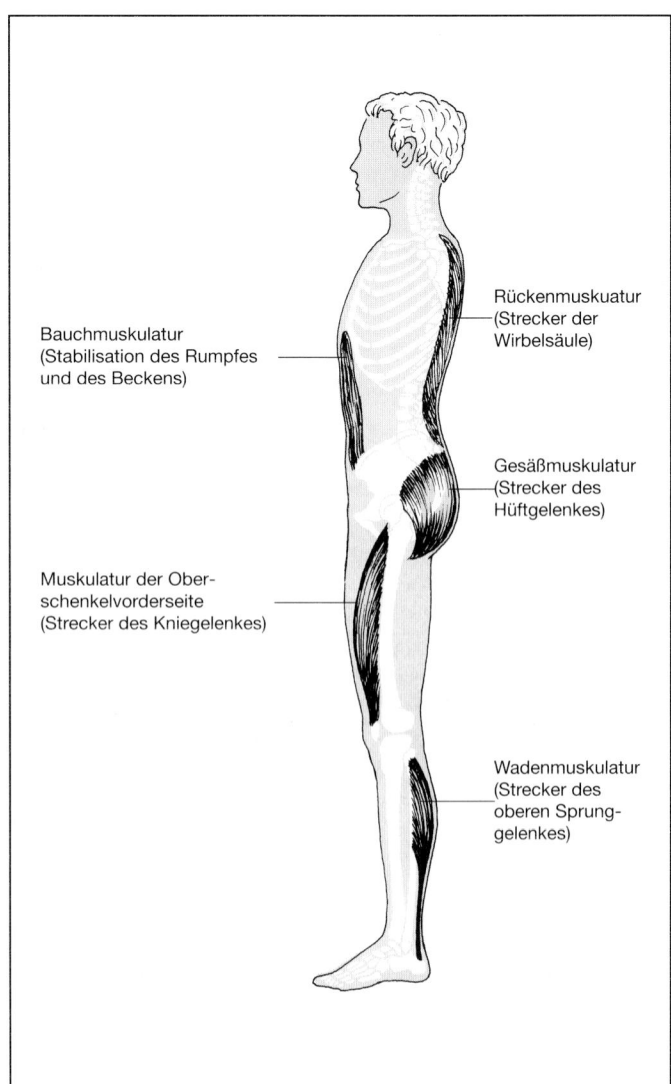

Rückenmuskuatur (Strecker der Wirbelsäule)

Bauchmuskulatur (Stabilisation des Rumpfes und des Beckens)

Gesäßmuskulatur (Strecker des Hüftgelenkes)

Muskulatur der Oberschenkelvorderseite (Strecker des Kniegelenkes)

Wadenmuskulatur (Strecker des oberen Sprunggelenkes)

Abb. 9    Die wichtigsten an der aufrechten Haltung beteiligten Muskelgruppen.

der Dehnfähigkeit oder verminderter Kraft, wird deutlich, daß die genannten Muskeln eine besondere Beachtung verdienen. Dieser Tatsache wird auch mit vielen Anleitungen des Praxisteils Rechnung getragen.

# Die Anwendung der praktischen Anleitungen

Um den Einstieg in den Umgang mit alltäglichen Haltungs- und Bewegungssituationen zu erleichtern, soll mit Hilfe eines Beispieles verdeutlicht werden, wie die Hinweise in die Praxis umgesetzt werden können: Nicht nur die Arbeitszeit, sondern auch einen Großteil unserer Freizeit verbringen wir im Sitzen. Die Sitzmöbelindustrie unternimmt nach wie vor die größten Anstrengungen, sowohl den Arbeits- als auch den Wohnbereich möglichst »sitzgerecht« zu gestalten. Viele der Konstruktionen unterstützen dabei, zum Teil nach orthopädischen Gesichtspunkten, den Bewegungsapparat an seinen Schwachstellen. Große Aufmerksamkeit gilt dem Bereich der Lendenwirbelsäule, die als ein Hauptproblem der Rückenbeschwerden angesehen werden kann. Oft sehr aufwendige Stuhlkostruktionen haben für diesen Teil des Rückens eine Polsterung vorgesehen. Der Sinn dieser Maßnahme besteht darin, die natürliche Krümmung der Lendenwirbelsäule während des Sitzens zu unterstützen. Wird die Rückenlehne auch tatsächlich benutzt, kann sie diese Funktion

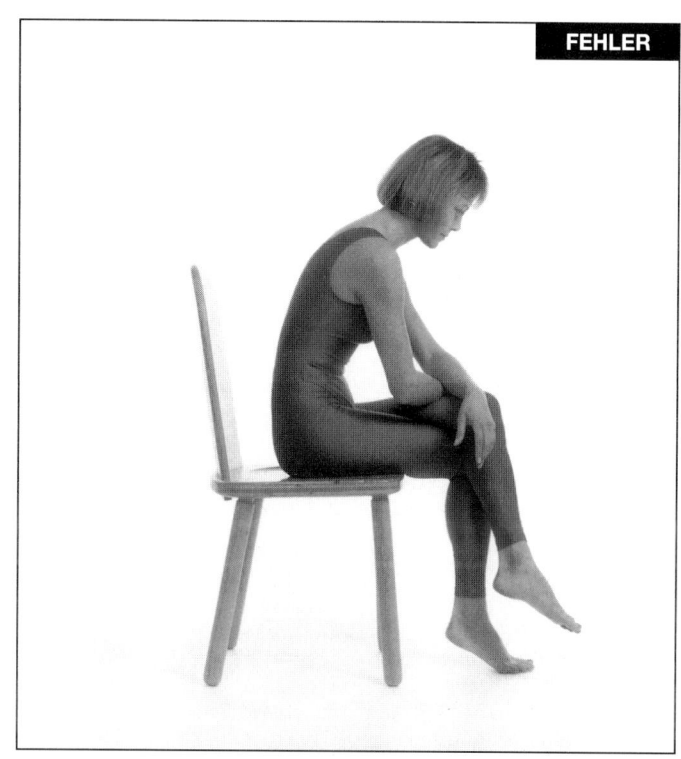

Abb. 10   **Fehlerbild:** Das Übereinanderschlagen der Beine unterstützt das »passive Sitzen«, was zu einer Mehrbelastung der Lendenwirbelsäule führt. Durch den verstärkten Druck im vorderen Bereich der Wirbelkörper wird die Bandscheibe nach hinten gedrängt.

erfüllen. Auch wenn dies meist als angenehm empfunden wird, bleibt zu bedenken, daß es eine passive Unterstützung ist. Wird der Bewegungsapparat über längere Zeit passiv unterstützt, so verlieren die Muskelgruppen an Kraft, deren Aufgabe es wäre, die Funktion aktiv zu übernehmen. In dem gewählten Beispiel ist dies die gesamte rumpfstabilisierende Muskulatur.

Viele sogenannte »normale«

Stühle dürften jedoch eher der Form entsprechen, die in der Abbildung 10 dargestellt ist. Die gezeigte Sitzposition entspricht aller Wahrscheinlichkeit nach auch dem, was im Alltag zu beobachten ist. Um zu verstehen, was diese und andere weniger empfehlenswerten »passiven« Sitzhaltungen für die Wirbelsäule bedeuten, soll im folgenden auf die näheren Zusammenhänge eingegangen werden.

Bedingt durch die Entwicklungsgeschichte der aufrechten Haltung (vergleiche hierzu S 14) ist die Lendenwirbelsäule in einer natürlichen, nach vorne (bauchwärts) ausgeprägten Krümmung eingestellt, wie dies in Abbildung 11 dargestellt ist. Durch die Form der einzelnen Wirbelkörper und deren Position zueinander sind die Deckflächen im aufrechten Stand weitgehend parallel angeordnet. Die dazwischen liegenden Bandscheiben werden gleichmäßig belastet. Bei der Einnahme der Sitzposition kommt es mit der Beugung der Hüftgelenke gleichzeitig zu einer Aufrichtung des Beckens. Für die Lendenwirbelsäule bedeutet dies eine Abflachung oder sogar eine Krümmung in die Gegenrichtung. Dadurch wird eine Stellung der Wirbelkörper erreicht, die einen höheren Druck in den vorderen Bereichen der Bandscheiben bewirkt (Abb. 10). Diese oft lang andauernde einseitige Belastung kann als Mitursache vieler Bandscheiben- und Rückenprobleme angesehen werden. Hinzu kommt noch, daß beim »passiven« Sitzen die Spannung der Bauch- und Rückenmuskulatur weitgehend aufgegeben wird und somit die muskuläre Sicherung entfällt. Ein weiteres Belastungsmoment wird darin gesehen, daß im Sitz die

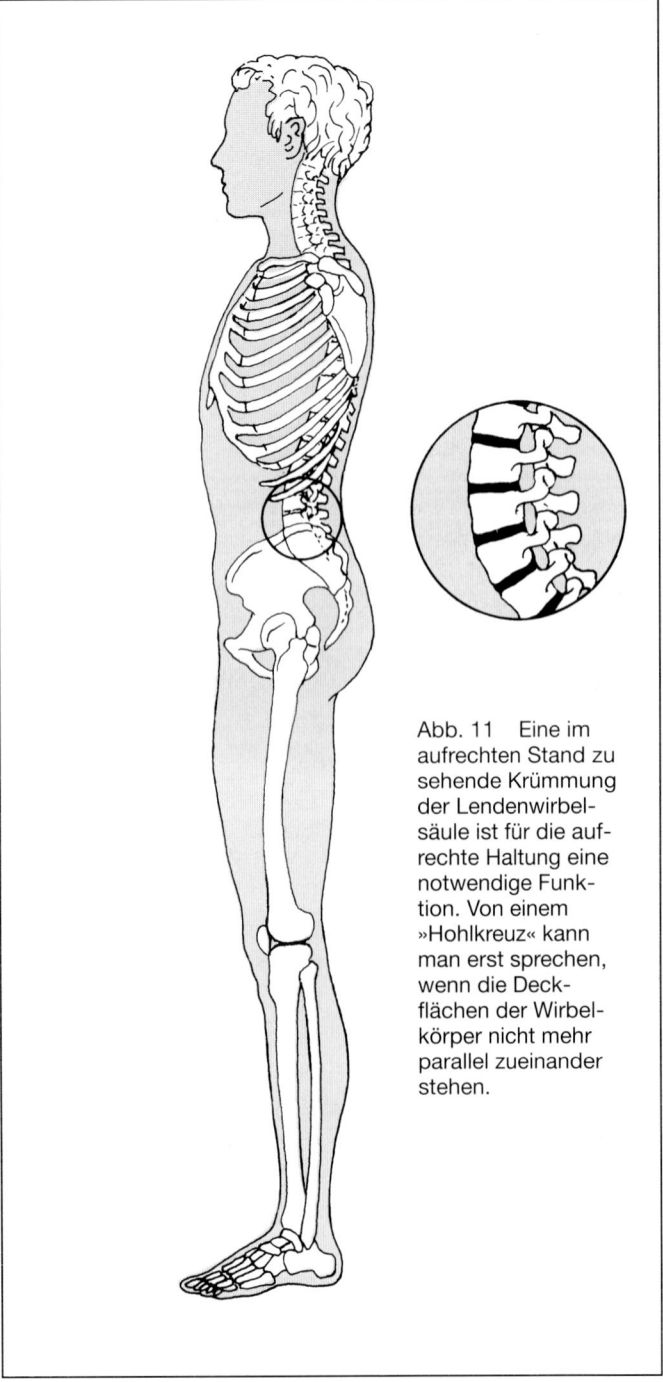

Abb. 11   Eine im aufrechten Stand zu sehende Krümmung der Lendenwirbelsäule ist für die aufrechte Haltung eine notwendige Funktion. Von einem »Hohlkreuz« kann man erst sprechen, wenn die Deckflächen der Wirbelkörper nicht mehr parallel zueinander stehen.

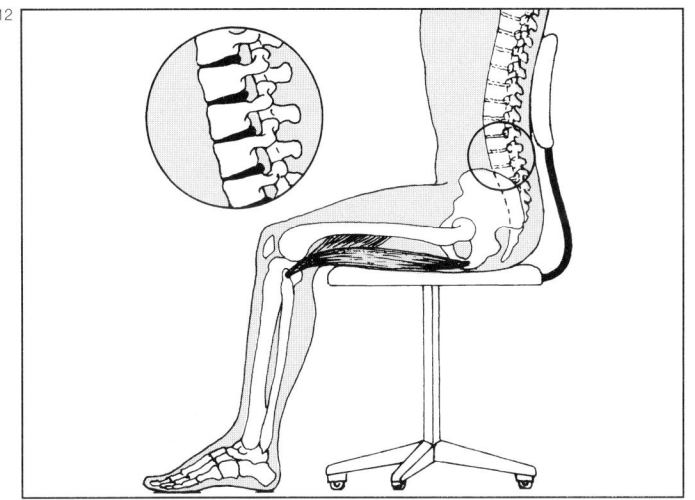

auftretenden Belastungen in den unteren Abschnitten der Wirbelsäule höher sind als im aufrechten Stand. Eine mögliche Alternative ist in der Abbildung 13 dargestellt. Der Sitz wird auf dem vorderen Drittel der Sitzfläche eingenommen, wobei die Füße mehr als hüftbreit aufgestellt sind. Die Mitte des Gesäßes und die beiden Kniegelenke bilden dabei ein gleichseitiges Dreieck. Die Position des Beckens ist so verändert, daß es leicht gekippt ist.

Abb. 12   Der Einfluß des üblichen Sitzens auf die Stellung der Wirbelsäule:
Durch die Annäherung der Wirbelkörper im vorderen Bereich wird hier der Druck auf die Bandscheiben erhöht. Sie haben die Tendenz, rückenwärts auszuweichen.

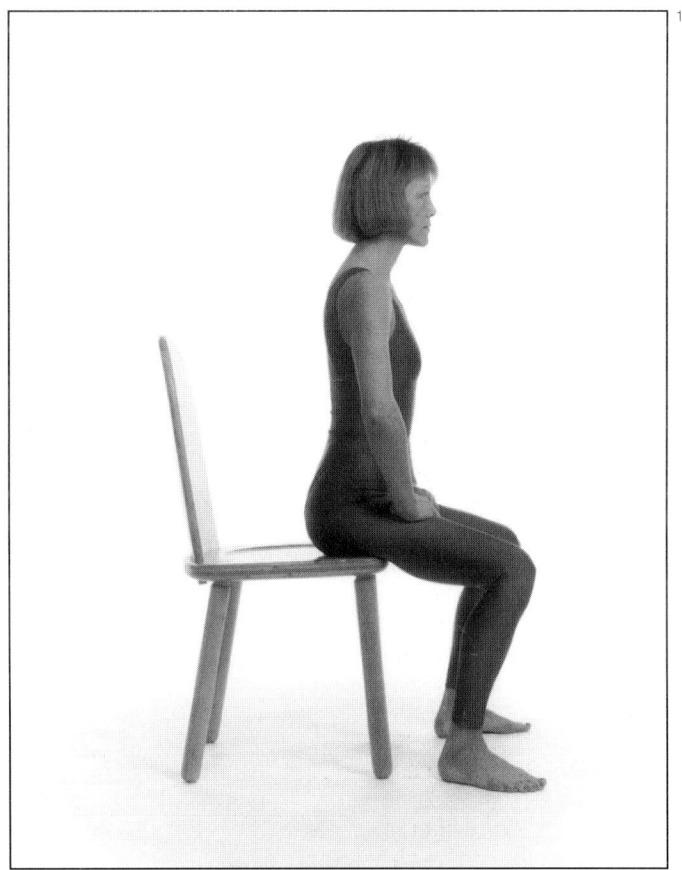

Abb. 13   Im »aktiven Sitz« entspricht die Einstellung der Lendenwirbelsäule der durch die Deckflächen der Wirbelkörper vorgegebenen Krümmung.

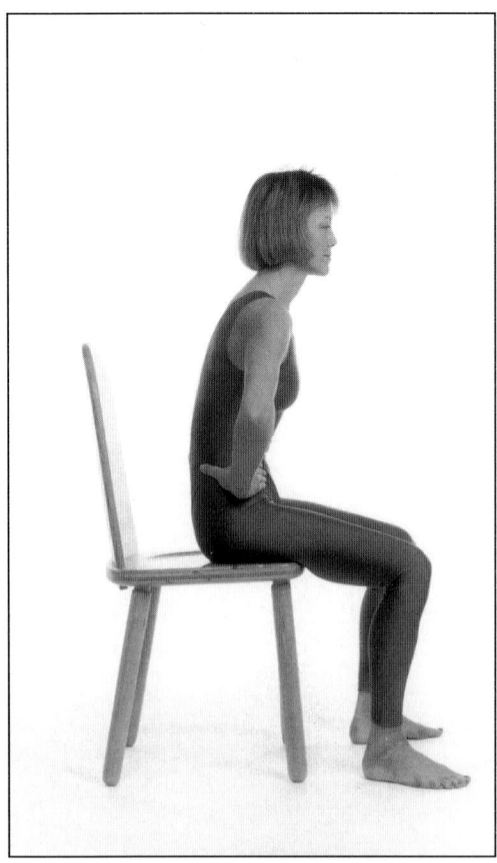

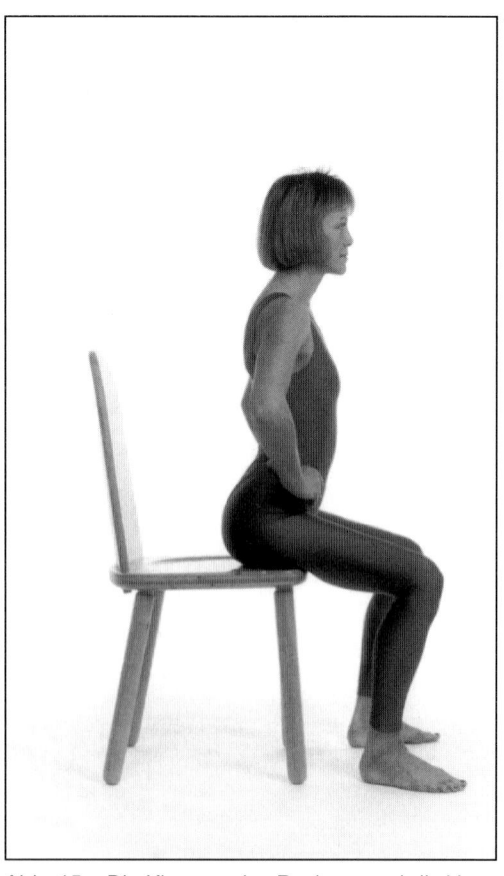

Abb. 14    Die Aufrichtung des Beckens kann durch den Kontakt der Hände leichter erspürt werden.

Abb. 15    Die Kippung des Beckens und die Veränderung der Lendenwirbelsäulenposition wird durch die Hände begleitet.

Dies wird erreicht, indem man zunächst den Rücken rundet, das Becken nach hinten absinken läßt und auf den weich zu spürenden Gesäßmuskeln sitzt (Abb. 14). Unter gleichzeitiger Aufrichtung der Brustwirbelsäule wird nun das Becken nach vorne gekippt, bis die beiden knöchernen Auflagepunkte des Beckens dicht oberhalb der Hüftgelenke spürbar sind. Hilfreich ist dabei die Vorstellung, daß der Scheitel an einem Marionettenfaden nach oben gezogen wird (Abb. 15). Die Lendenwirbelsäule befindet sich jetzt in einer Position, die der entspricht, wie sie im aufrechten Stand vorhanden ist. Die unterschiedlichen Bewegungen des Beckens können besser verfolgt werden, wenn man mit beiden Händen an die Beckenknochen faßt. Auf Grund der beschriebenen Zusammenhänge wird davon ausgegangen, daß diese Sitzposition eine bessere Verteilung der Belastung mit sich bringt und für die Bandscheiben als schonender einzustufen ist. Für Personen, die eine so veränderte Sitzposition nicht gewöhnt sind, wird nach wenigen Minuten deutlich spürbar, was »aktives« Sitzen bedeutet. Die als anstrengend empfundene Haltung wird deshalb auch meist verlassen und der passive Sitz bevorzugt. Soll die Rückenmuskulatur die Funktion der Rückenlehne übernehmen und somit zu einer Entlastung des passiven Bewegungsapparates beitragen, ist eine allmähliche Gewöhnung notwendig.

Aus der beschriebenen Vorgehensweise wird deutlich, daß es nicht nur um das Nachmachen einer als günstig empfohlenen Sitzposition geht. Es kommt vielmehr darauf an, nachzuspüren, wie sich die Beckenposition auf die Einstellung der Lendenwirbelsäule auswirkt, und ob die Brustwirbelsäule tatsächlich auf-

gerichtet werden kann. Die Körperwahrnehmung soll die Kontrolle über die veränderte Sitzposition übernehmen und letztendlich zu der Entscheidung beitragen, ob diese bewußt herbeigeführte Veränderung als angenehme Gewohnheitshaltung anzustreben ist. Nur wenn dies mit dem individuellen Wohlbefinden im Einklang ist, kann ein langfristiger Erfolg erwartet werden.

Die folgende Praxis ist in diesem Sinne auch nicht als Übungssammlung zu verstehen. Sie fordert vielmehr auf, etwas auszuprobieren, was an vielen Stellen vom gewohnten Bewegungsalltag abweicht. Aus diesem Grund kann auch an einer beliebigen Stelle im Praxisteil begonnen werden.

Mit dem erläuterten Beispiel sollte nochmals veranschaulicht werden, wie sich das in der Theorie be-

schriebene Verständnis auf die praktische Umsetzung auswirken kann. Dabei kommen folgende drei Kerngedanken zum Tragen:

o Ausgehend von dem Hintergrundwissen über unseren Bewegungsapparat lassen sich viele der alltäglichen Haltungs- und Bewegungsgewohnheiten kritisch betrachten.

o Mögliche anzustrebende Veränderungen sollen bewußt erfahren werden. Die Körperwahrnehmung wird als wichtige Entscheidungsinstanz mit einbezogen.

o Nur überdauernde Veränderungen bringen den gewünschten Erfolg. Diese benötigen Zeit und Geduld von denjenigen, die sich damit beschäftigen, und müssen mit dem individuellen Wohlbefinden übereinstimmen.

# Praxis

Bevor Sie beginnen, beachten Sie bitte: Das diesem Buch zugrundeliegende Konzept wurde in den voranstehenden Abschnitten ausführlich beschrieben. Die praktischen Anleitungen können ohne dieses Verständnis ihren Zweck nicht erfüllen. Dem Leser, der zunächst ausschließlich an der Praxis interessiert ist, wird deshalb empfohlen, sich auch mit den theoretischen Aspekten auseinanderzusetzen.

Die Gliederung des praktischen Teiles und somit die Reihenfolge der Anleitungen orientiert sich an dem Ablauf eines Tages. Wie zuvor schon erläutert, kann an einer beliebigen Stelle begonnen und die beschriebene Situation ausprobiert werden. Da die Ausführung sich an keinen starren Übungsregeln orientiert, sind bewußt keine Zeiteinheiten oder Wiederholungszahlen angegeben. Sowohl die Dauer von Dehnstellungen als auch die Anspannungszeiten bei den statischen Formen sollen durch das Körpergefühl gesteuert werden. Hierzu ist es jedoch unbedingt notwendig, daß jede der Haltepositionen und jeder Bewegungsablauf »mitgedacht« wird. Die Wahrnehmung soll auf den Bewegungsapparat gerichtet sein und auf die vielfältigen Rückmeldungen, die er signalisiert (vergleiche Seite 22). In den Dehnstellungen darf ein zu starkes Dehngefühl nicht zum Abbruch führen. Es soll vielmehr die Körperposition gefunden werden, welche noch als Dehnung, jedoch nicht unangenehm gespürt wird. Für die gehaltene Muskelanspannung gilt ähnliches. Es ist der Grad an Intensität anzustreben, der für einige Sekunden ein angenehmes Spannungsgefühl vermittelt. Dies kann in verschiedenen Situationen oder an verschiedenen Tagen sehr unterschiedlich ausfallen.

## Am Morgen im Bett

### Aktives Erwachen

Es ist sicher nicht nach dem Geschmack eines jeden, bereits kurz nach dem Aufwachen mit Dehn- oder Spannungsübungen zu beginnen. Viele fangen jedoch den Tag damit an, ohne bewußt daran zu denken, indem sie sich räkeln und strecken. Daraus läßt sich ganz einfach eine liebe Gewohnheit machen und möglicherweise nach und nach mit noch anderen gezielten Anspannungen und Dehnungen kombinieren.

An dieser Stelle sei noch einmal daran erinnert, daß aus den verschiedenen Beschreibungen nach persönlichem Bedarf und Gefühl ausgewählt werden soll. Es geht also nicht darum, möglichst viele »Übungen« zu sammeln und diese bis zur Perfektion zu trainieren. Die Anleitungen und Anregungen sollen den Bewegungsapparat und letztendlich den eigenen Körper immer wieder neu erfahrbar machen.

Abb. 17 In der Rückenlage umfassen beide Hände ein Kniegelenk, während das andere Bein gestreckt liegen bleibt.

Abb. 18 Durch den Zug beider Hände wird die Beugung verstärkt. Das andere Bein drückt gestreckt gegen die Unterlage.

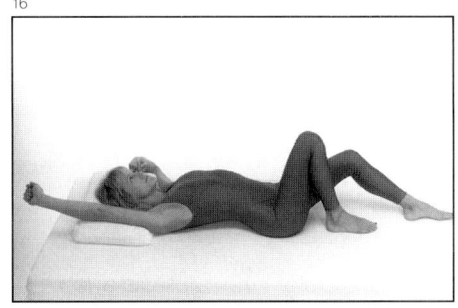

Abb. 16 Sich zu räkeln und zu strecken ist ein natürliches Bedürfnis, das zur lieben Gewohnheit werden kann.

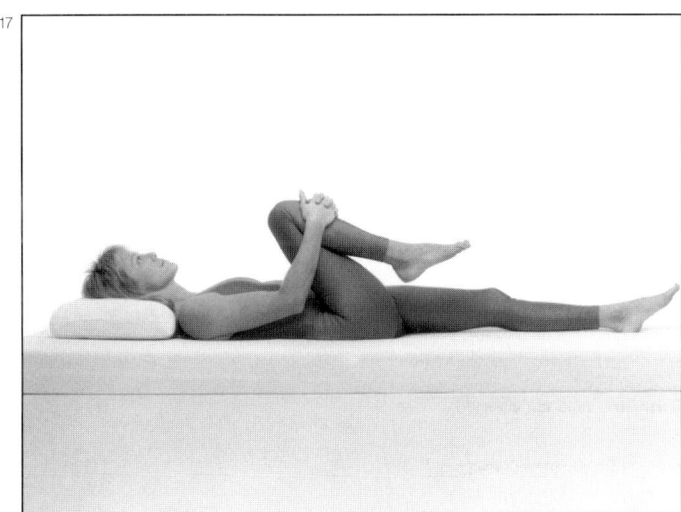

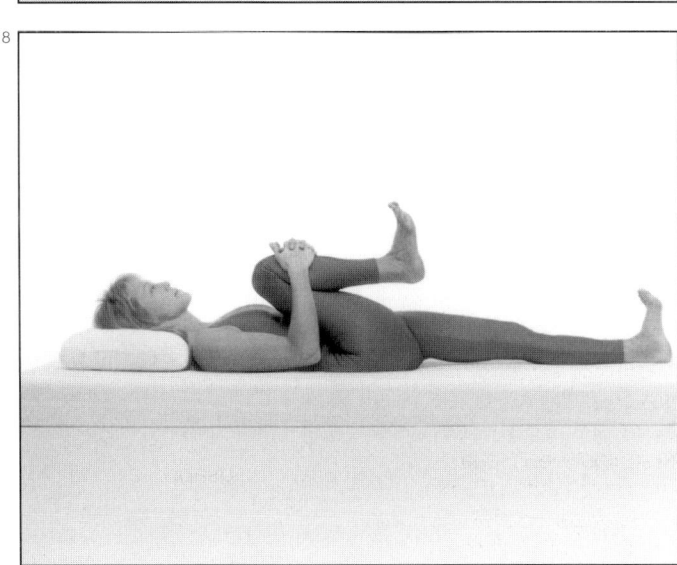

Zum Anfang jedoch erst einmal in alle Richtungen spannen, strecken und räkeln. Dies läßt sich auch ganz bewußt mit der Atmung kombinieren, indem man während des Lockerlassens langsam tief einatmet und in der Phase des Anspannens die Luft ausströmen läßt. Das kann auch gegen den Widerstand der nur wenig geöffneten Lippen geschehen, wobei durchaus hörbar ausgeatmet werden soll. Die Anspannung sollte möglichst nicht mit dem Anhalten der Atmung verbunden werden, da dies zu einer unerwünschten Preßatmung führt. Diese kann sich negativ auf die Blutdruckregulation auswirken.

Ein gezielteres Strecken bei stabilisiertem Becken und Rumpf wird folgendermaßen erreicht: In der Rückenlage liegen die Beine und der Oberkörper auf einer Linie. Beide Hände umfassen ein Kniegelenk und ziehen den Oberschenkel dicht an den Oberkörper. Die Zehenspitzen des gestreckten Beines werden kräftig in Richtung der Nase angezogen, die Ferse des gleichen Fußes in Richtung des Bettendes geschoben. Das angebeugte Bein wird während der gesamten Anspannung dicht am Oberkörper gehalten.

Gelingt dies nach einigen Versuchen mühelos, kann bei Bedarf die Spannung weiter gesteigert werden: Aus der gleichen Ausgangsposition wie zuvor wird wieder ein Bein mit beiden Händen zum Oberkörper geführt. Nun sollen die Zehenspitzen beider Füße in Richtung der Nase angezogen werden. Der Unterschenkel des ange-

beugten Beines drückt gegen die haltenden Hände, während die Ferse des gestreckten Beines gegen die Auflagefläche schiebt. Eine weitere Steigerung ist möglich, indem die Schultern ebenfalls gegen die Unterlage drücken. Dabei kann die Vorstellung hilfreich sein, beide Schulterblätter in Richtung Wirbelsäule zu ziehen.

## Leichte Dehnung aus der Rückenlage

Während ein Bein angestellt bleibt, greifen beide Hände in die Kniekehle des anderen Beines und ziehen den Oberschenkel bei ge-

beugtem Kniegelenk in Richtung des Oberkörpers. Ohne die Position des Oberschenkels zu verändern, wird das gehaltene Bein langsam im Kniegelenk gestreckt. Die Fußsohle zeigt dabei zur Decke. Das Bein soll nur soweit gestreckt werden wie die Dehnung angenehm ist (vergleiche Seite 23). Eine zusätzliche Dehnung für die Wadenmuskulatur kommt zustande, wenn die Zehenspitzen kräftig in Richtung Nase gezogen werden. Die Wirkung der Dehnung wird verstärkt, wenn die Ferse in Richtung Decke geschoben wird.

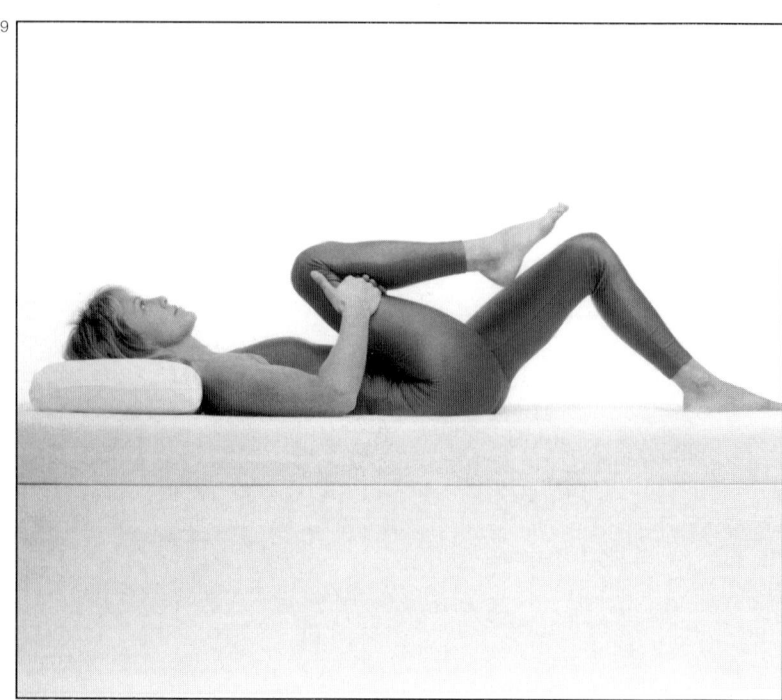

19

Abb. 19  In der Rückenlage fassen beide Hände in die Kniekehle eines Beines. Das andere Bein ist angestellt.

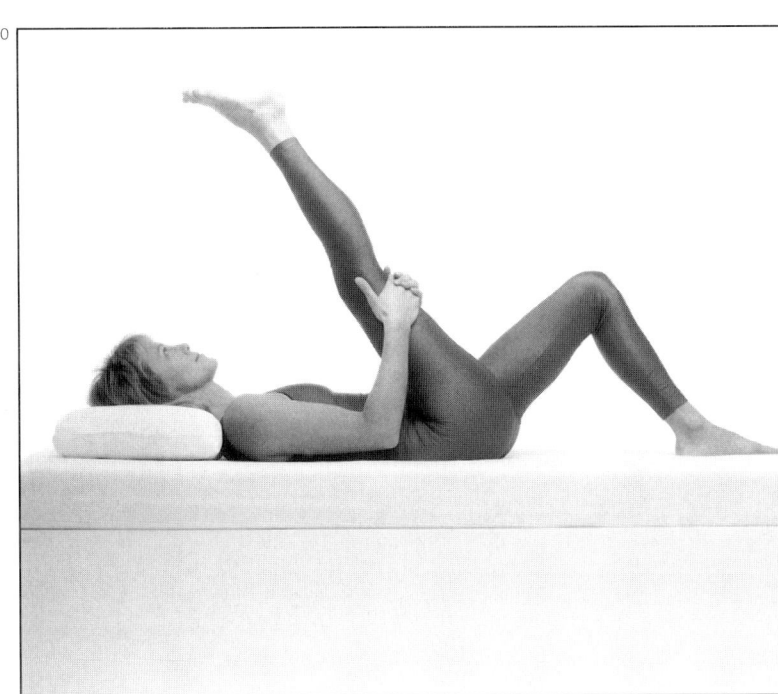

Abb. 20 Das ange-
beugte Bein wird zur
Decke gestreckt, ohne
die Position des Ober-
schenkels zu verän-
dern.

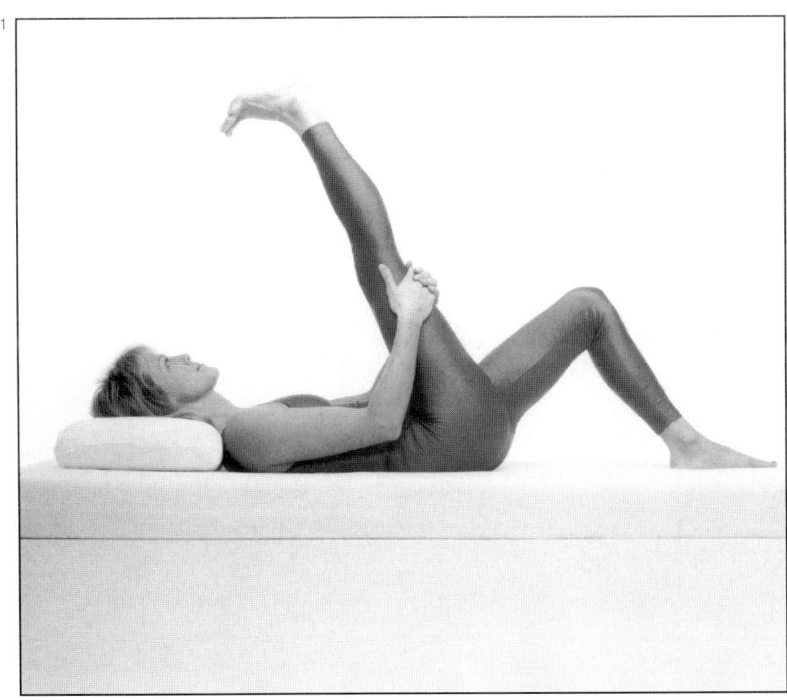

Abb. 21 Die Zehen-
spitzen des gestreck-
ten Beines werden
kräftig in Richtung
Nase gezogen.

## Leichte Bauch- und Rumpfmuskel- spannung

Ein Bein nach dem anderen wird angebeugt, während beide Hände in die Knie- kehlen fassen. Die Ober- schenkel befinden sich dicht am Oberkörper. Mit Beginn der nächsten Aus- atmung ziehen die Hände die Beine noch dichter an den Körper, gleichzeitig wird der Kopf abgehoben, und der Blick zu den Knie- gelenken gerichtet. Danach den Griff lockern, die Span- nung lösen und tief atmen.

Beide Beine werden soweit angebeugt, daß ungefähr ein rechter Winkel in den Hüftgelenken entsteht. Die Handflächen beider Hände umfassen beide Knieschei- ben. Die Anspannung wird eingeleitet, indem die Knie- gelenke gegen die halten- den Hände drücken, diese aber dagegen ziehen. Man sollte dabei die Vorstellung entwickeln, beide Knie- scheiben senkrecht nach oben zu drücken. Der Kopf wird gerade gehalten, so daß keine Überstreckung in der Halswirbelsäule zustan- de kommt. Um dies zu ver- meiden, kann der Kopf mit der Anspannung auch abgehoben, und der Blick gegen die Oberschenkel gerichtet werden. Mit dem Ende der Ausatmung die Spannung lösen.

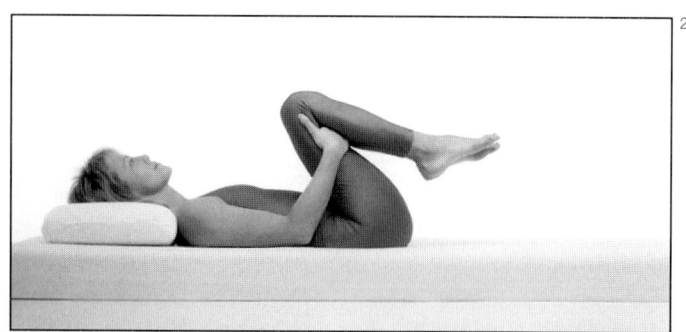

22

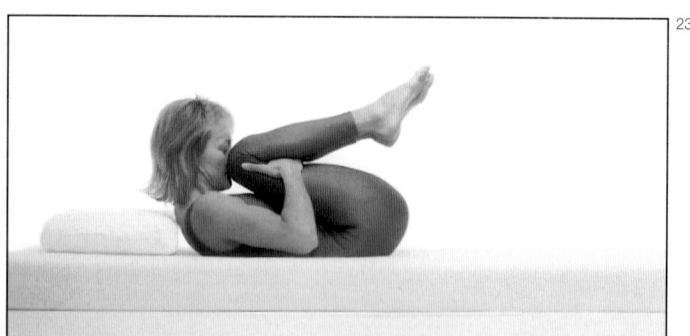

23

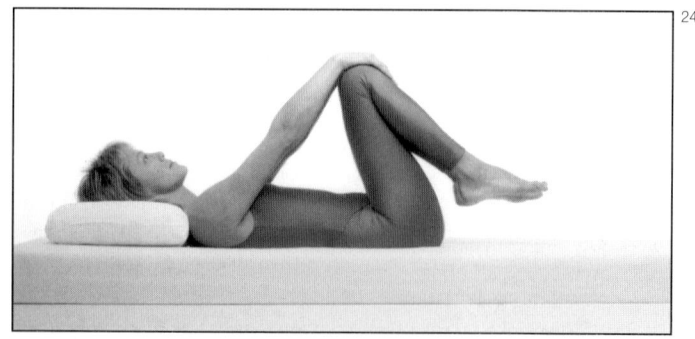

24

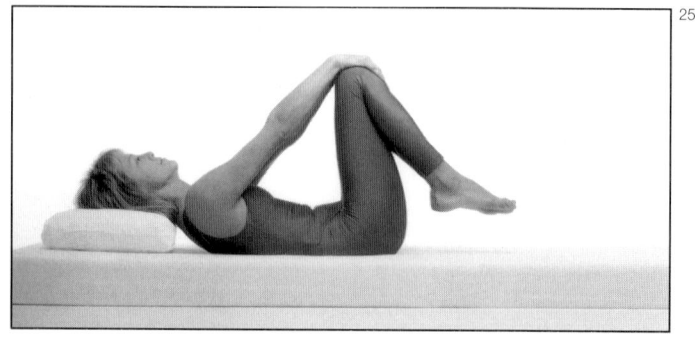

25

Abb. 22    In der Rückenlage
fassen beide Hände von außen
in die Kniekehlen, während
beide Beine angebeugt sind.

Abb. 23    Die Hände ziehen die
Oberschenkel so dicht wie
möglich zum Oberkörper. Der
Kopf wird abgehoben und mit
der Nase zu den Kniegelenken
geführt.

Abb. 24    In der Rückenlage
werden beide Handflächen auf
die Kniescheiben der angebeugten Beine gelegt.

Abb. 25    Während beide Kniegelenke senkrecht nach oben
drücken, ziehen die Hände
dagegen.

## »In-sich-Hinein-horchen«

Das Kopfkissen wird etwas
in Richtung Fußende gezo-
gen, so daß der Bereich
des Rückens unterhalb der
Schulterblätter und ober-
halb des Gesäßes unter-
lagert wird. Beide Beine
sind gestreckt und etwas
mehr als hüftbreit gespreizt.
Die Arme werden bei rechtwinkelig gebeugten Ellen-
bogen so abgelegt, daß die
Oberarme mit dem Ober-
körper ebenfalls einen rechten Winkel bilden. Die Hände liegen folglich etwas
über dem Kopf. Durch den
unterlagerten Oberkörper
wird die Brustwirbelsäule
mehr in die Aufrichtung
gebracht, was die Einat-
mung unterstützen kann.
Diese Position darf nicht mit
einer »Hohlkreuzstellung«
verwechselt werden, die für
den Bereich der Lendenwirbelsäule als belastend einzustufen ist. Die Wahrnehmung sollte nun für einige
Minuten auf die Atmung gelenkt werden. Das gelingt
gut, wenn man zunächst
versucht, die Dauer der
Einatmung zu verfolgen und
die Ausatmung ebenso
bewußt zu begleiten. Des
weiteren kann man die
Bewegungen des Brustkor-
bes oder der Bauchdecke
wahrnehmen. Wenn dies
nach einigen Atemzügen
gut gelingt, sollte man versuchen, den Atemstrom
gegen die Bauchdecke zu

lenken. Dabei kann die Vorstellung helfen, daß man
sich mit der Einatmung weit
und rund atmet. Die Ausatmung geschieht ganz von
alleine und soll auch nicht
aktiv durch Pressen der
Atmung unterstützt werden.
Gibt es Schwierigkeiten,
diese Form der Bauchat-
mung zu erreichen, kann
man zunächst die Hände
auf die Bauchdecke legen
und gegen deren Gewicht
anatmen. Die Konzentration
wird dabei auf die Kontaktfläche zwischen Händen
und Bauchdecke gelenkt.
Für dieses »In-sich-Hinein-
horchen« sollte man sich
einige Minuten Zeit lassen,
aber auch nicht zulange
dabei verweilen, da sonst
ein zu entspannter Zustand
herbeigeführt wird.

Eine Variation, die eine
noch stärkere aufrichtende
Wirkung auf die Brustwir-
belsäule hat, ergibt sich folgendermaßen. In der glei-
chen Ausgangsposition,
also mit unterlagertem
Rücken, werden die Beine
angestellt und etwa hüft-
breit nebeneinander aufgesetzt. Nun sinken beide
Kniegelenke mit der
Schwerkraft nach außen in
Richtung der Unterlage ab.
Die Arme werden wie zuvor
mit gebeugten Ellenbogen
im rechten Winkel zum
Oberkörper abgelegt. Man
kann in dieser Position sehr
gut spüren, welche Anteile
des Bewegungsapparates

mit Zug oder Spannung antworten, in welcher Stellung sich die Beine, der Rumpf und die Arme befinden. Konzentriert man sich zusätzlich noch in der beschriebenen Art und Weise auf die Atmung, könnte dies für viele ein intensives Gefühl der Körperwahrnehmung bedeuten.

Beide Positionen entsprechen in ihrer Belastung den natürlichen Funktionen des Bewegungsapparates. Sollten dennoch im Einzelfall Unbehagen auftreten oder gar Schmerzen provoziert werden, liegt der Verdacht nahe, daß eine Funktionsstörung der Wirbelsäule vorliegt.

Durch die Unterlagerung des Rumpfes wird im Brustwirbelsäulenbereich ein Aufrichten erzwungen. Ist diese Möglichkeit stark eingeschränkt, kann dies zu Problemen führen. Die genaue Ursache hierfür sollte jedoch in jedem Fall durch den Spezialisten[5] geklärt werden.

26

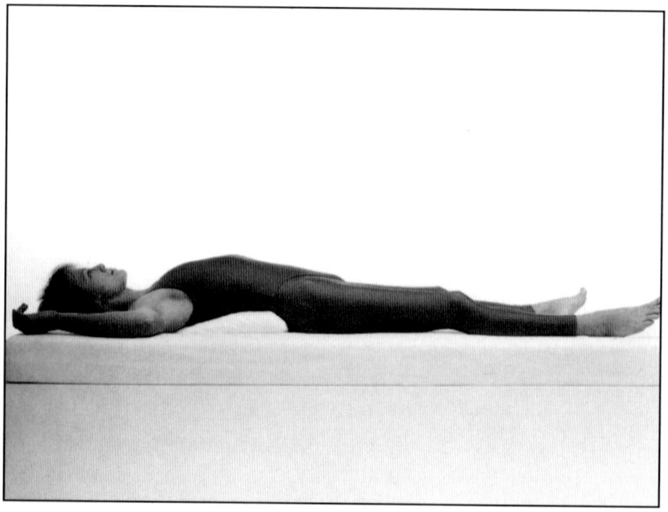

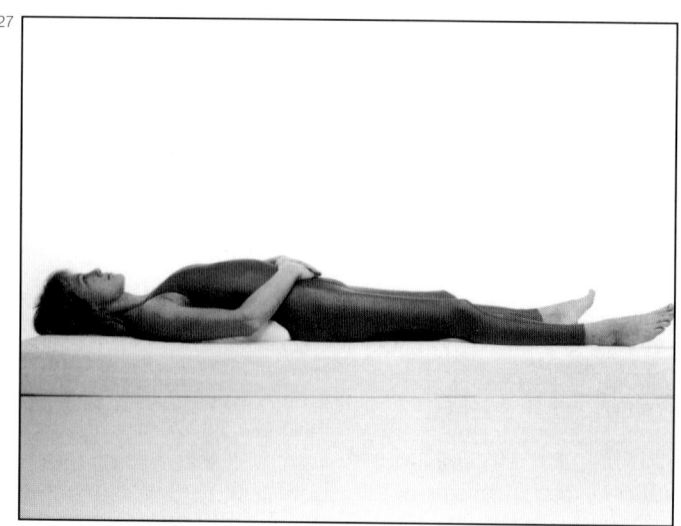

Abb. 26   Das Kissen wird unter den Rücken zwischen Schulterblätter und Gesäß gelegt. Die Hände sind bei gebeugten Ellenbogen über dem Kopf abgelegt, beide Beine sind gestreckt.

27

Abb. 27   In der Rückenlage werden beide Hände auf die Bauchdecke gelegt.

_____

[5] Bei Positionen, die einen mehr mobilisierenden Charakter haben, kann es bei bestimmten Funktionsstörungen des Bewegungsapparates, insbesondere der Wirbelsäule, zu Beschwerden kommen. Die Ursachen hierfür können vielfältig sein und sollten vom Hausarzt oder einem Facharzt diagnostiziert werden.

## Mobilisation der Wirbelsäule

Eine Variante der letzten beiden Anleitungen hat eine mobilisierende Wirkung auf die Wirbelsäule im Sinne der Drehbeweglichkeit: In der Rückenlage mit Unterpolsterung der Wirbelsäule im Bereich zwischen den Schulterblättern und dem Gesäß werden beide Arme so abgelegt, daß bei rechtwinkelig gehaltenen Ellenbogen die Oberarme ebenfalls einen rechten Winkel zum Oberkörper bilden. Die Füße sind so weit angestellt, daß die Ausgangsposition angenehm ist.

Nun werden beide Beine zugleich zu einer Seite gedreht und der Schwerkraft folgend locker gelassen. Der Schultergürtel sollte dabei mit seiner gesamten Fläche weiter aufliegen. Nachdem man einige Atemzüge in dieser Position gelegen ist, werden die Beine zur anderen Seite gedreht.

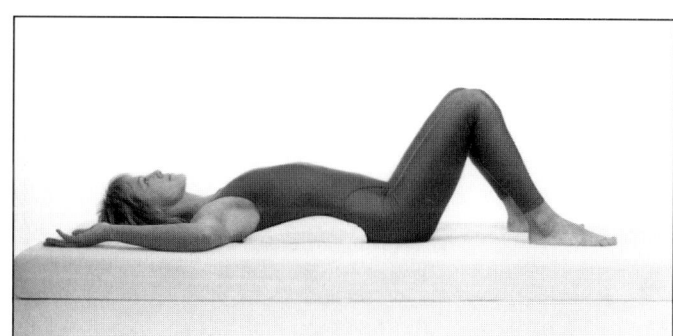

Abb. 28   Das Kissen wird unter den Rücken zwischen Schulterblätter und Gesäß gelegt. Die Hände sind bei gebeugten Ellenbogen über dem Kopf abgelegt, beide Beine sind angestellt.

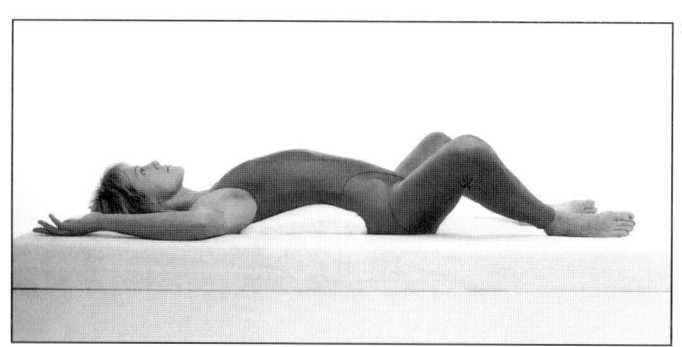

Abb. 29   In der Rückenlage bei unterlagerter Wirbelsäule sinken beide Kniegelenke nach außen ab.

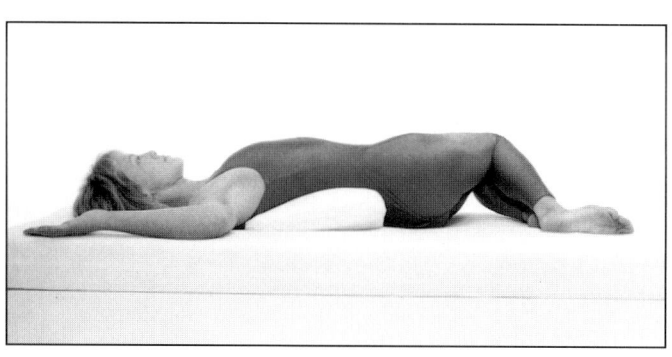

Abb. 30   In der Rückenlage bei unterlagerter Wirbelsäule werden beide Beine im Wechsel zur rechten und zur linken Seite gedreht. Die Schultern behalten dabei Kontakt zur Unterlage.

# Tiefe Atmung

Um das Wachwerden etwas zu unterstützen, bietet sich die folgende Kombination aus Anspannung, Entspannung und bewußter Atmung an.
Der Kopf wird auf die Handflächen der ineinander verschränkten Hände gelegt. Beide Beine sind in den Kniegelenken gebeugt, die Füße bequem angestellt.

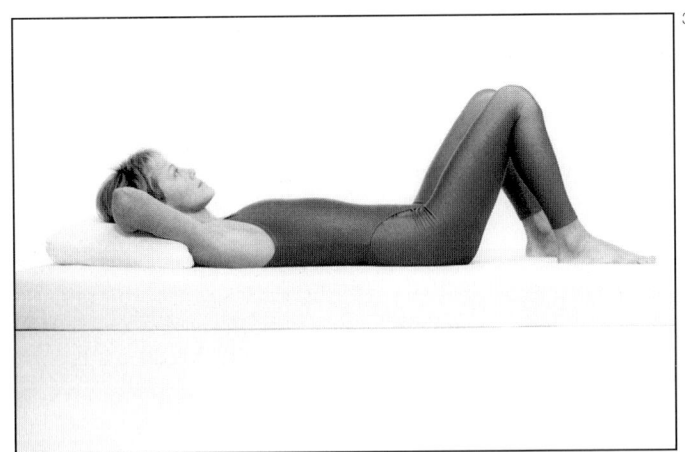

Die Konzentration wird auf den Atemrhythmus gelenkt, bis man deutlich die Einatmung von der Ausatmung trennen kann. Mit Beginn der Einatemphase werden die Ellenbogen zunächst nur wenig gegen die Auflagefläche gedrückt und in der Ausatmung wieder locker gelassen. Läßt sich der Anspannungs- und Entspannungsrhythmus gut mit dem Atemfluß kombinieren, soll die Anspannung kräftiger erfolgen. Die Atmung kommt und geht, ohne daß sie bewußt verstärkt wird. Auf keine Fall soll die Luft angehalten werden.

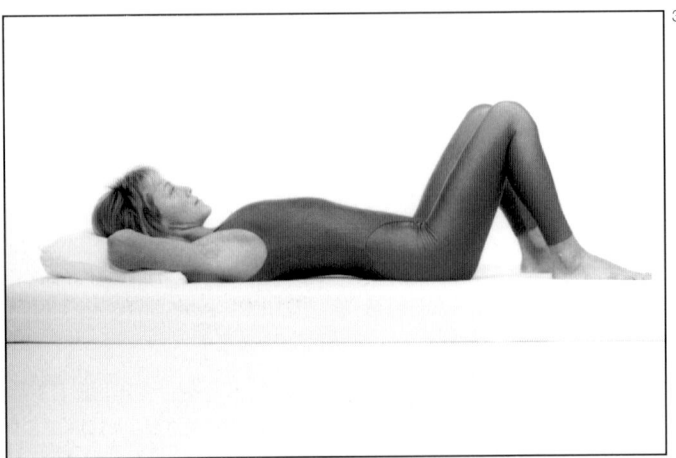

Gelingt auch dies in einem fließenden Wechsel, soll mit der Einatmung die Lendenwirbelsäule etwas von der Unterlage gelöst werden, mit der Ausatmung sinkt sie zurück. Der Atemstrom wird dadurch vermehrt in die unteren Anteile der Lunge gelenkt, was auch spürbar wird.

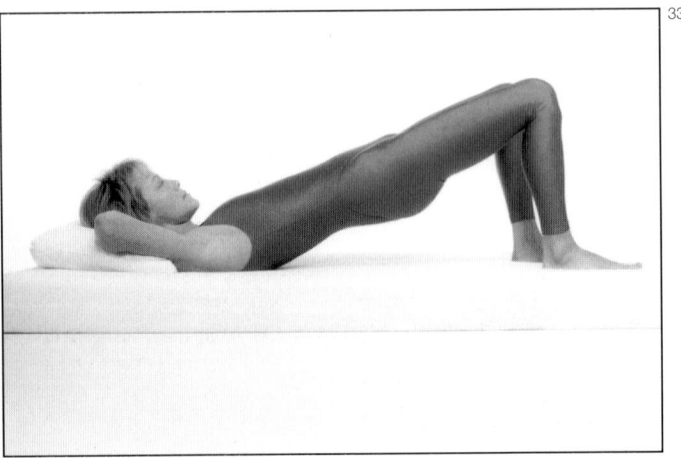

Abb. 31 In der Rückenlage werden beide Hände unter den Kopf gelegt, die Beine sind angestellt.

Abb. 32 In der Rückenlage mit angestellten Beinen werden beide Ellenbogen gegen die Unterlage gedrückt.

Abb. 33 Während die Ellenbogen gegen die Unterlage drücken, wird das Gesäß bis zur geraden Verlängerung von Oberkörper und Oberschenkeln abgehoben.

Die Bewegung wird nun ebenfalls langsam, aber stets kontrolliert gesteigert, bis sich auch der Brustkorb etwas anhebt. Hat man das Gefühl, sich in die »Hohlkreuzstellung« zu drücken, wird die Spannung wieder etwas abgebaut. Nach einigem Ausprobieren sollte eine der Atmung angepaßte, runde Bewegung entstehen.

# Brustkorbatmung

Die Verbindung von Anspannen, Entspannen und gezieltem Atmen ist auch Inhalt dieser Variante. Die Atemrichtung wird im Vergleich zur letzten Ausführung zugunsten der Brustkorbatmung verschoben. Zu Beginn soll jedoch folgendes ausprobiert werden:
In der gleichen Ausgangsposition wie zuvor sind beide Beine angestellt und die Hände unter dem Kopf ineinander verschränkt. Drückt man die Fußsohlen nun mit einem leichten Schub schräg von sich in die Auflagefläche, spürt man eine Mitbewegung des Beckens und der Lendenwirbelsäule. Der Druck bewirkt eine Aufrichtung des Beckens und eine Flachstellung der Lendenwirbelsäule. Eine leichte Anspannung der Bauchmuskulatur wird ebenfalls spürbar.
Steigert man diesen Druck

gegen die Auflagefläche, löst sich das Gesäß. Mit bewußt unterstützter Bauchmuskelanspannung wird das Becken weiter angehoben, bis die Oberschenkel und der Oberkörper auf einer Linie sind. Der Weg zurück erfolgt in umgekehrter Reihenfolge, wobei die Bauchmuskelspannung erst gelöst wird, wenn das Gesäß wieder auf der Unterlage aufliegt. Die Luft soll dabei nicht angehalten werden. Dies passiert häufig bei Personen, die im Umgang mit dieser Form der muskulären Anspannung noch nicht vertraut sind. Ist dies der Fall, sollte man sich mit dem Aufbau des gesamten Bewegungsablaufes etwas mehr Zeit lassen.
Gelingt es dann, sowohl den Spannungsaufbau als auch das Heben und Senken des Beckens in einem flüssigen Rhythmus durchzuführen, wird die bewußte Atmung mit hinzugenommen. Dazu konzentriert man sich zunächst auf den Wechsel zwischen Aus- und Einatmung. Mit Beginn einer Einatemphase wird die zuvor erprobte Spannung aufgebaut, das Gesäß noch nicht abgehoben. Mit der Ausatmung wird die Spannung wieder nachgelassen.
Ist auch hier ein fließender Wechsel zu spüren, wird die Spannung weiter gesteigert, bis in der Einat-

mung das Becken gehoben und in der Ausatmung wieder gesenkt wird. Um eine runde Bewegung zu erzielen, kann es hilfreich sein, sich vorzustellen, daß man Wirbel für Wirbel nacheinander ablegt.

Ist man mit dieser Form der Ausführung vertraut, läßt sich bei Belieben die Spannung verstärken. Dazu werden gleichzeitig mit dem Schub der Fußsohlen gegen die Unterlage beide Ellenbogen gegen die Auflagefläche gedrückt. Die vermehrte Spannung darf nicht zu einer Ausweichbewegung in die Hohlkreuzstellung führen.

Durch die begleitende Bauchmuskelspannung ist die tiefe Bauchatmung eingeschränkt. Der Körper gleicht dies aus, indem er verstärkt die Brustkorbatmung einsetzt. Dies läßt sich während der Ausführung gut spüren. Die Brustkorbatmung ist eine Atemform, bei der mehr die Muskulatur zum Einsatz kommt, welche die Rippen hebt und senkt. Bei der tiefen Atmung tritt die Muskelkuppe des Zwerchfells mehr in Aktion.

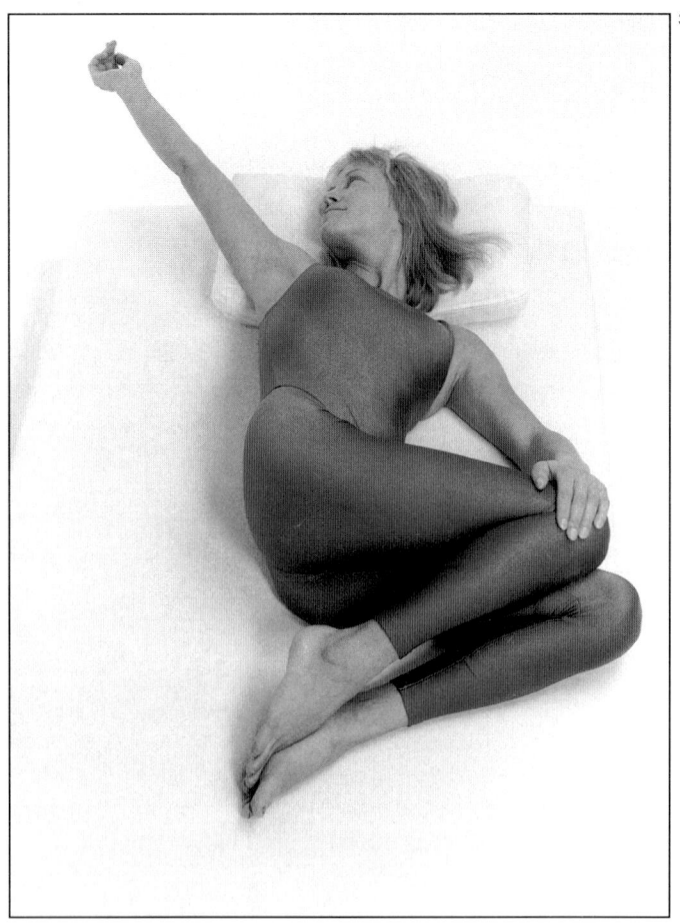

## Drehdehnlage

Die Ausgangsposition für die folgende Wirbelsäulenmobilisation ist die Seitenlage. Dazu rutscht man am besten ganz an einen Rand der Liegefläche. Beide Beine liegen übereinander und sind in den Knie- und Hüftgelenken ungefähr rechtwinkelig angebeugt. Die obenliegende Schulter wird langsam rückenwärts ge-

Abb. 34   In der Seitenlage sind beide Beine angebeugt. Der oben liegende Arm und die Schulter werden zurückgedreht, der Kopf folgt der Bewegung. Die freie Hand hält die Kniegelenke gegen die Unterlage.

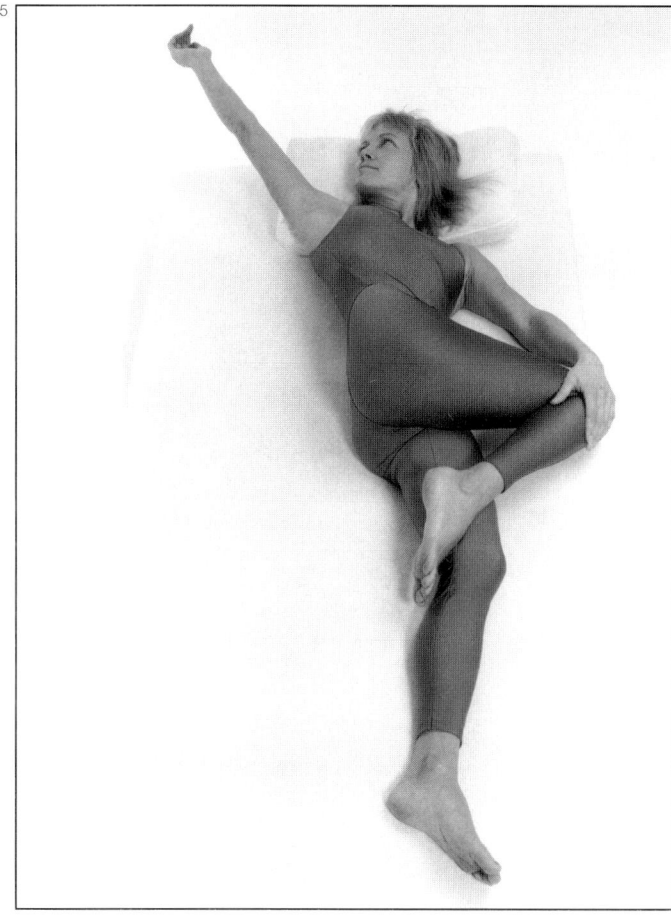

indem die Beine in unterschiedliche Beugestellungen gebracht werden. Sind diese mehr gestreckt, beginnt die Rotation im Bereich der Lendenwirbelsäule. Bei stärker gebeugter Ausgangsstellung verlagert sich die Drehung mehr in die oberen Abschnitte der Wirbelsäule. Die Dehnung wird intensiver, wenn das untere Bein in der Ausgangsposition gestreckt wird.

Die Drehdehnlagerung sollte stets zu beiden Seiten hin ausgeführt werden. Dabei ist häufig zu spüren, daß die Drehung in eine Richtung leichter fällt als in die andere.

## Spannungsaufbau aus der Bauchlage

In der Bauchlage kann die Unterlagerung des Bauches mit dem Kopfkissen oft als angenehmer empfunden werden als, wie abgebildet, das flache Liegen. Für die folgenden Vorschläge sollte deshalb ausprobiert werden, welche Variante individuell bevorzugt wird.

Auf dem Bauch liegend werden beide Beine etwas mehr als hüftbreit gespreizt und mit den Fußinnenkanten aufgelegt. Die Arme werden mit rechtwinkelig gebeugten Ellenbogen so aufgelegt, daß die Oberarme mit dem Oberkörper ebenfalls einen rechten

Abb. 35 In der Seitenlage ist das untere Bein gestreckt und das obere angebeugt. Der oben liegende Arm und die Schulter werden zurückgedreht, der Kopf folgt der Bewegung. Die freie Hand hält das angebeugte Kniegelenk gegen die Unterlage.

dreht, der Kopf folgt der Bewegung. Die Beine sollen die Ausgangsposition nicht verlassen. Um dies zu unterstützen, kann die Hand des unteren Armes auf das obere Knie gelegt werden. Fällt die Drehung leicht, wird der obenliegende Arm mit der Bewegung schräg nach hinten abgelegt.

Die Drehdehnlage kann in ihrer Wirkung auf die Wirbelsäule verändert werden,

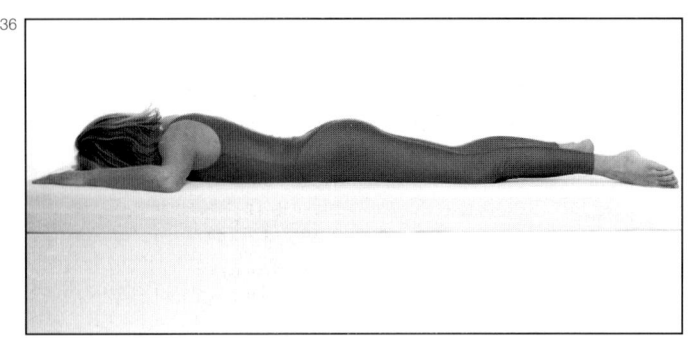

Abb. 36  In der Bauchlage sind beide Beine etwas mehr als hüftbreit gespreizt, die Füße liegen mit den Innenkanten auf. Beide Arme sind mit rechtwinkelig gebeugten Ellenbogen im rechten Winkel zum Oberkörper gelegt.

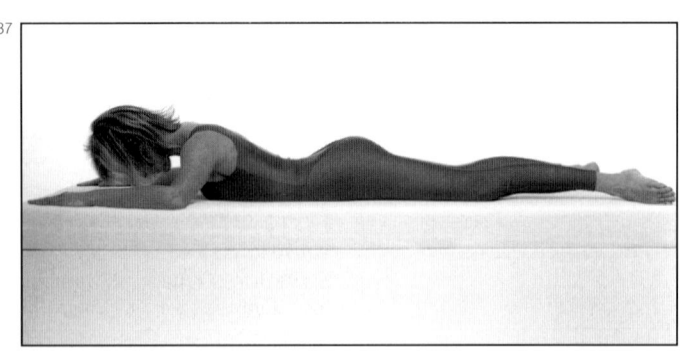

Abb. 37  Während die Fußinnenkanten gegen die Unterlage drücken, wird der Kopf bei gestreckter Halswirbelsäule nur wenig angehoben.

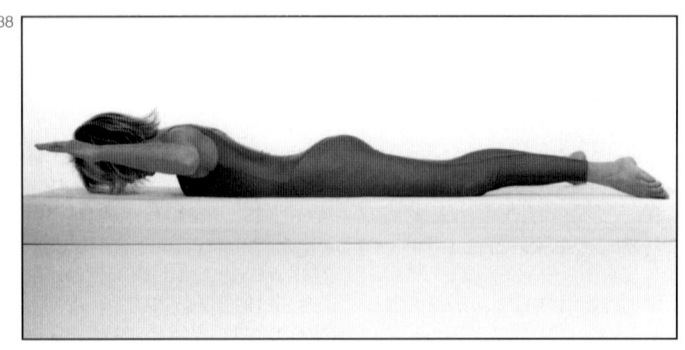

Abb. 38  Während die Fußinnenkanten gegen die Unterlage drücken, wird der Kopf zusammen mit den Armen nur wenig angehoben. Die Schulterblätter ziehen kräftig in Richtung der Wirbelsäule.

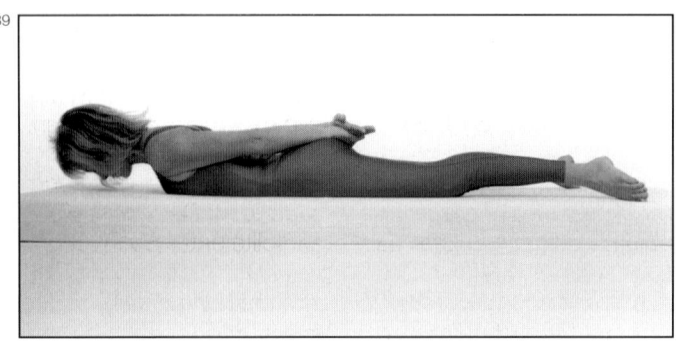

Abb. 39  Die Hände sind ineinander verschränkt und liegen auf dem Gesäß. Mit dem Abheben des Kopfes schieben die Hände fußwärts, die Schulterblätter ziehen zur Wirbelsäule.

Winkel bilden. Der Kopf ist entweder auf die Stirn gestützt oder zu einer Seite gedreht.

Der Spannungsaufbau beginnt, indem man die Fußinnenkanten bei gestreckt gehaltenen Beinen gegen die Auflagefläche drückt. Diese für den weiteren Aufbau benötigte Grundspannung läßt sich verstärken, indem man bewußt »die Pobacken zusammenkneift«. Der Kopf wird nun so gehalten, daß der Blick zum Boden gerichtet ist, die Stirn ist wenige Zentimeter über der Unterlage. Die so erreichte Aufrichtung der Halswirbelsäule soll jetzt verstärkt werden. Dazu wird der Scheitel in der gedachten Verlängerung der Wirbelsäule geschoben. Hilfreich kann auch hier wieder die Vorstellung sein, daß man wie an einem Marionettenfaden in die Länge gezogen wird, oder das Gefühl, »die Haut im Nacken wird straff«.

Die Muskulatur des Schultergürtels und des Rumpfes wird folgendermaßen mit einbezogen. Nach dem Aufbau der beschriebenen Grundspannung werden beide Arme nur wenige Zentimeter angehoben und parallel zur Unterlage gehalten. Wenn es auf Anhieb gelingt, sollen beide Schulterblätter zur Wirbelsäule gezogen werden. Der Kopf bleibt so eingestellt, daß

der Blick weiter zur Auflagefläche gerichtet ist. Die Anspannung darf nur so weit gesteigert werden, wie eine kontrollierte Atmung möglich ist.

Wird die beschriebene Ausführung noch als zu schwierig empfunden, kann sie einfacher gestaltet werden: In der gleichen Ausgangsposition wie zuvor werden beide Hände auf dem Gesäß ineinander gelegt. Mit dem Abheben der Stirn schieben die Hände fußwärts. Dies erleichtert auch das Anziehen der Schulterblätter an die Wirbelsäule.

## Aufstehen

Wer in seinem Leben schon einmal Rückenbeschwerden gehabt hat, weiß, wie schwer es fallen kann, sich aus der Rückenlage aufzurichten und aufzustehen. In diesem Fall reagiert der Bewegungsapparat sehr empfindlich, und der Schmerz weist einem oft den richtigen Weg, wie dieser sonst ganz alltägliche Bewegungsablauf verändert werden muß.

Hat man jedoch keine oder nur geringe Probleme mit seinem Rücken, wird das Aufrichten aus der Rückenlage so aussehen, wie es in der Abbildung 43 dargestellt ist. Um zum Sitzen zu kommen, benutzt man bei dieser Bewegung eine sehr kräftige Muskelgruppe, die

zum Teil der Lendenwirbelsäule entspringt (vergleiche hierzu Seite 16). Diese kann dort sehr viel Zugkraft entwickeln und die unteren Abschnitte der Wirbelsäule in eine unerwünschte Richtung mobilisieren. Dieser Bewegungsablauf für sich alleine betrachtet dürfte den wenigsten etwas schaden. Er kann aber auch als ein Mosaikstein im Gesamtbild unserer Alltagsbewegungen gesehen werden, die den Bewegungsapparat unnötig fehlbelasten.

Eine sinnvolle Alternative auch für diejenigen, die keine Rückenprobleme haben, dürfte folgender Vorschlag sein. Dabei geht es darum, den gesamten Oberkörper unter muskulärer Sicherung zum Sitzen zu bringen. Aus der Rückenlage dreht man sich zunächst in die Seitenlage dicht an der Bettkante. Beide Beine sind in Knie- und Hüftgelenken ungefähr rechtwinkelig angebeugt, beide Arme liegen vor dem Oberkörper. Die Hand des oberen Armes wird vor dem Rumpf aufgestützt . Bei gleichzeitigem Druck des unteren Armes und der stützenden Hand wird der Oberkörper »wie ein Block« abgehoben. Die Beine werden etwas nach vorne geschoben und mitgedreht. Der ganze Körper sollte unter Spannung gehalten werden, bis der Sitz erreicht ist. Nach einiger Übung kann es gelin-

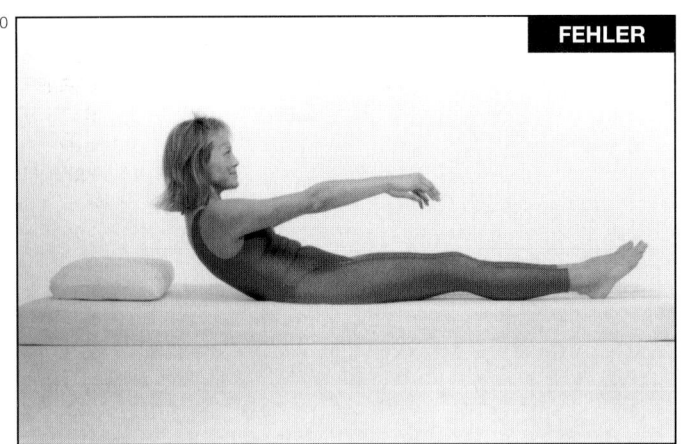

Abb. 43   Bis zum aufrechten ▷
Sitz wird der Oberkörper »wie
ein Block« gehalten.

Abb. 40   **Fehlerbild:** Das Aufrichten aus der Rückenlage mit
Hilfe der Hüftbeugemuskulatur
belastet die Wirbelsäule.

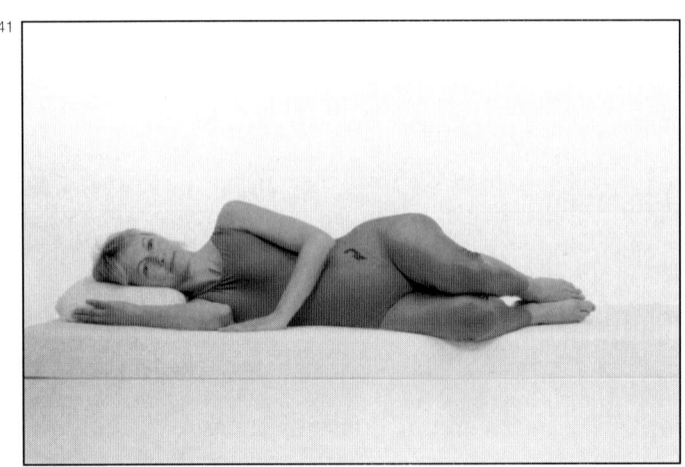

Abb. 41   In der Seitlage an
einer Bettkante sind beide
Beine gebeugt, die Hand des
oberen Armes stützt vor dem
Oberkörper.

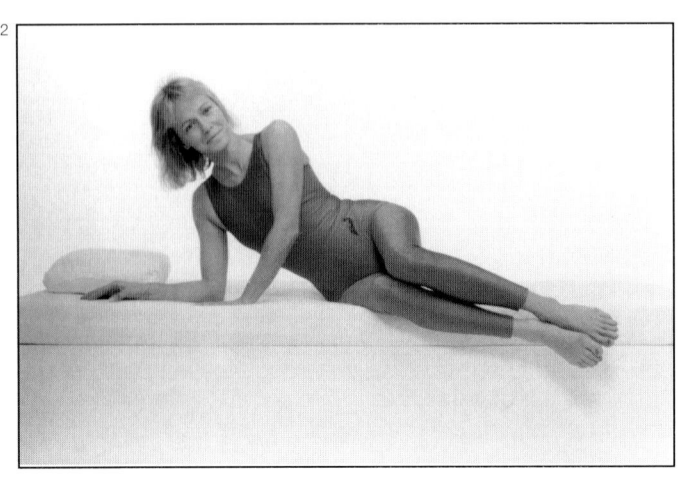

Abb. 42   Durch den Schub
des oberen Armes wird der
Oberkörper aufgerichtet, beide
Beine werden zugleich zum
Boden gedreht.

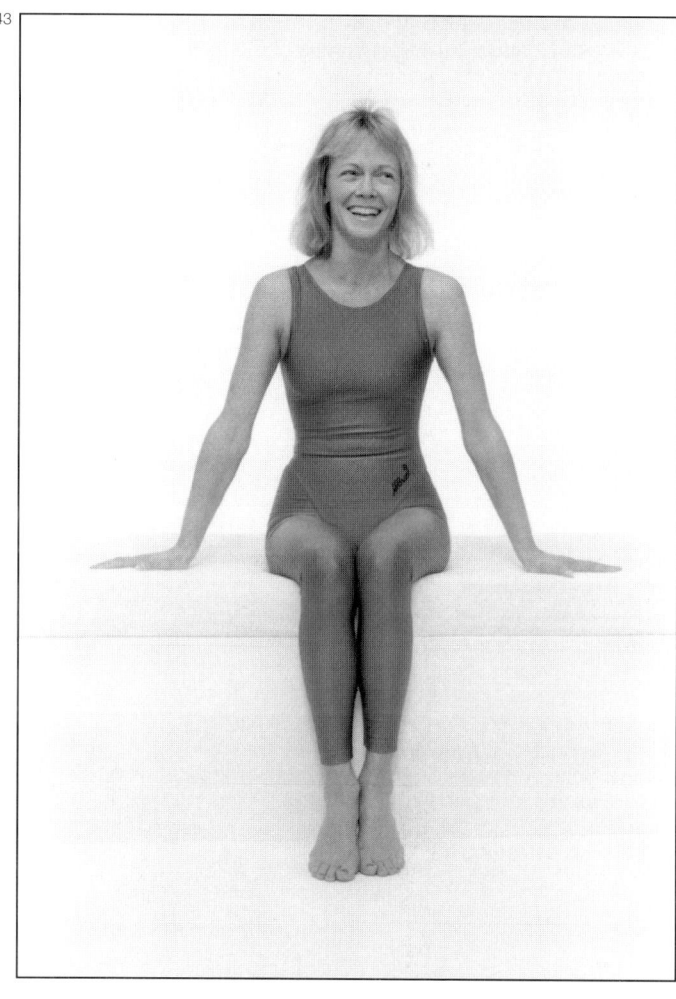

gen, die Wirbelsäule so zu stabilisieren, daß sie in keine Richtung ausweicht. Es sei aber nochmals daran erinnert, daß es nicht um eine perfekte Ausführung geht, sondern um das Ziel, die individuell mögliche Stabilisierung der Wirbelsäule zu erreichen.

Der Sitz an der Bettkante kann als nächste Station dienen, um Muskelgruppen zu betätigen, die für unsere aufrechte Haltung verantwortlich sind. Die Beschreibung des Aufstehens soll an dieser Stelle jedoch nicht unterbrochen werden. Die Vorschläge zur Stabilisation und Mobilisation für das Sitzen werden im Anschluß zusammengefaßt.

Um in den aufrechten Stand zu kommen, sollte die erreichte Körperspannung nicht aufgegeben, sondern in die weitere Bewegung miteinbezogen werden. Hierzu sind beide Handflächen dicht oberhalb der Kniegelenke auf die Oberschenkel gestützt. Der Oberkörper ist nach vorne geneigt und bei gleichzeitigem Druck der Hände werden die Kniegelenke gestreckt, die Fußsohlen werden gleichmäßig belastet. Die Wirbelsäule kann dabei wieder wie ein »Block« in einer stabilen Position gehalten werden. Die Aufrichtung wird möglicherweise unterstützt, indem man sich vorstellt, an einem Marionettenfaden nach vorne oben gezogen zu werden. Die Abbildung 47 zeigt eine Variante, die für viele mögliche Ausführungen steht, bei denen die Haltemuskulatur nur wenig eingesetzt wird. Denkt man an den beschriebenen Zusammenhang zwischen innerer und äußerer Haltung, soll dies jedoch nicht zu dem Mißverständnis führen, daß der beschriebene Bewegungsablauf mit Körperspannung automatisch Ausdruck einer stabilen inneren Haltung ist. Hier stehen mehr die Interessen im Vordergrund, den Bewegungsapparat mit Hilfe der stabilisierenden Muskelgruppen möglichst funktionell zu belasten.

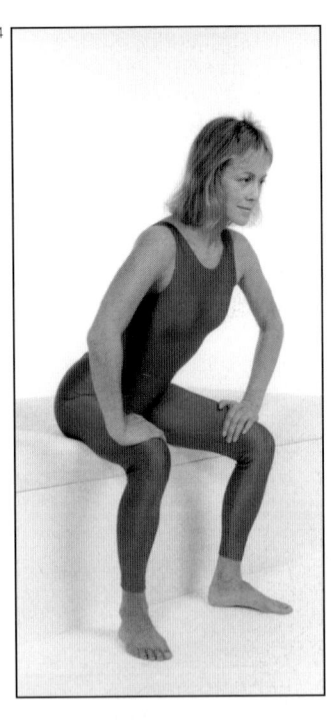

Abb. 44   Im Sitz an der Bettkante werden die Füße mehr
als hüftbreit aufgestellt. Die
Handflächen stützen dicht
oberhalb der Kniegelenke.

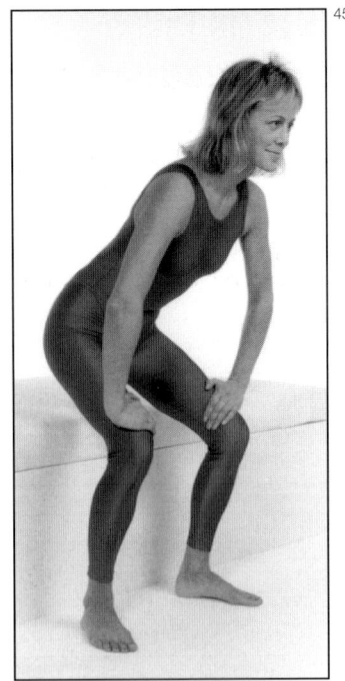

Abb. 45   Der Oberkörper wird
etwas nach vorne geneigt, die
Kniegelenke strecken sich. Die
Aufrichtung wird durch den
Schub der Hände unterstützt.

**FEHLER**

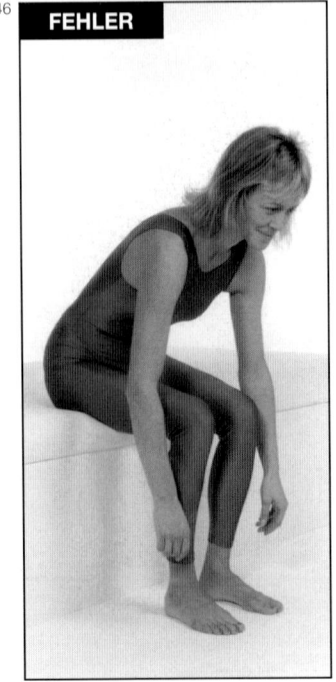

Abb. 46   **Fehlerbild:** Im Sitz
an der Bettkante ist keine Körperspannung vorhanden. Die
Wirbelsäule befindet sich in
einer Position, in der sie einer
verstärkten Belastung ausgesetzt ist.

**FEHLER**

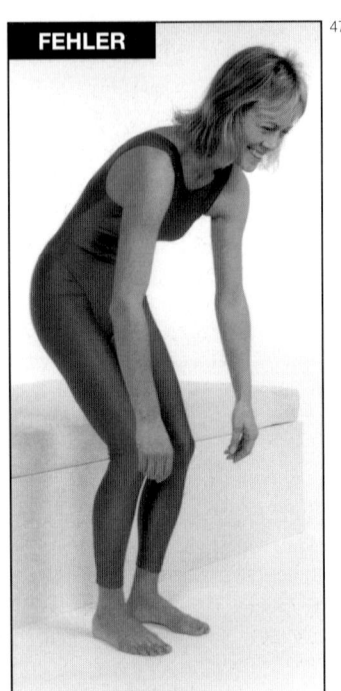

Abb. 47   **Fehlerbild:** Das Aufstehen mit rundem Rücken ist
nicht nur mühsam, sondern
zudem belastend für den
Bewegungsapparat.

# Sitz an der Bettkante

Wie zuvor bereits erwähnt, ist der Sitz an der Bettkante eine nächste Ausgangsposition. Man kann aber genauso gut erst hier beginnen, die Muskelgruppen zu aktivieren, die uns den ganzen Tag aufrecht halten sollen. Dazu rutscht man soweit nach vorne, daß nur noch das Gesäß Kontakt zum Bett hat, die Oberschenkel sind frei. Die Füße sind etwas mehr als hüftbreit mit der ganzen Fußsohle aufgesetzt. Der Kopf wird mit dem Scheitel in Richtung der Decke geschoben.

## Aktivierung

In diesem stabilen Sitz kann man sich zunächst einmal räkeln und strecken und so dem Bewegungsapparat etwas Spannung verleihen. Dabei sollte man auch bewußt tief ein- und ausatmen, das Luftanhalten jedoch vermeiden.

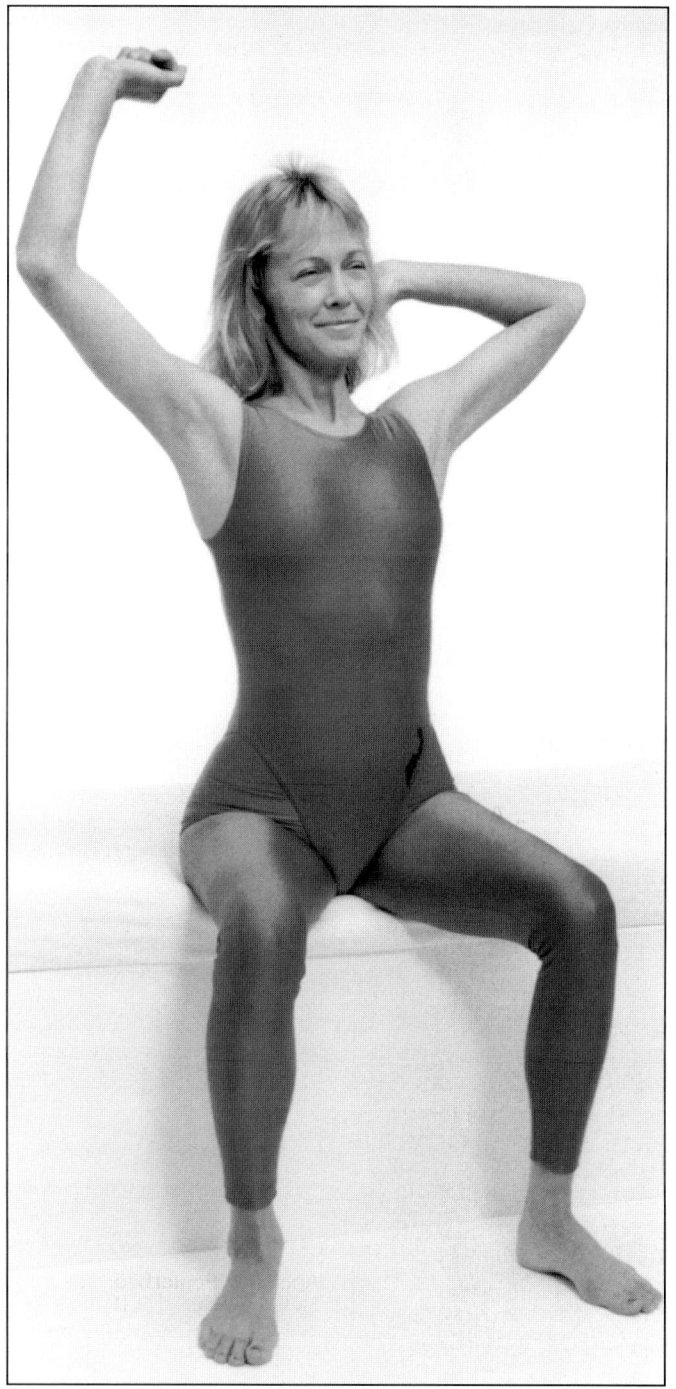

48

Abb. 48 Im stabilen Sitz an der Bettkante hilft das Räkeln und Strecken, etwas Körperspannung aufzubauen.

# Tiefe Atmung

In der Ausgangsposition sind beide Hände mit den Handflächen so auf die Oberschenkel gestützt, daß die Fingerspitzen zueinander zeigen. Der Oberkörper wird etwas nach vorne genommen, die Ellenbogen sind folglich leicht gebeugt. Der Blick ist zum Boden zwischen die Füße gerichtet. Die Aufmerksamkeit soll nun auf die Atmung gelenkt werden. Dies kann man sehr gut erreichen, indem man zunächst die Dauer der Einatmung und den Wechsel zur Ausatmung bewußt verfolgt. Gelingt dies, versucht man die Einatmung gegen die Bauchdecke zu lenken. Dabei kann das Gefühl, »sich weit und rund zu atmen«, hilfreich sein. Der Kopf wird ruhig in seiner Ausgangsposition gehalten.

Die Atmung soll in einem ruhigen Rhythmus gleichmäßig weiter fließen. Ein hastiges, tiefes Einatmen oder das Auspressen der Luft muß vermieden werden. Für wen das bewußte Atmen eine völlig neue Erfahrung darstellt, sollte nach wenigen Atemzügen die Stützposition aufgeben und sich erneut räkeln und strecken. Eine mögliche Reaktion, insbesondere nach längerer, betonter Ausatmung, ist ein Schwindelgefühl, das sich so umgehen läßt.

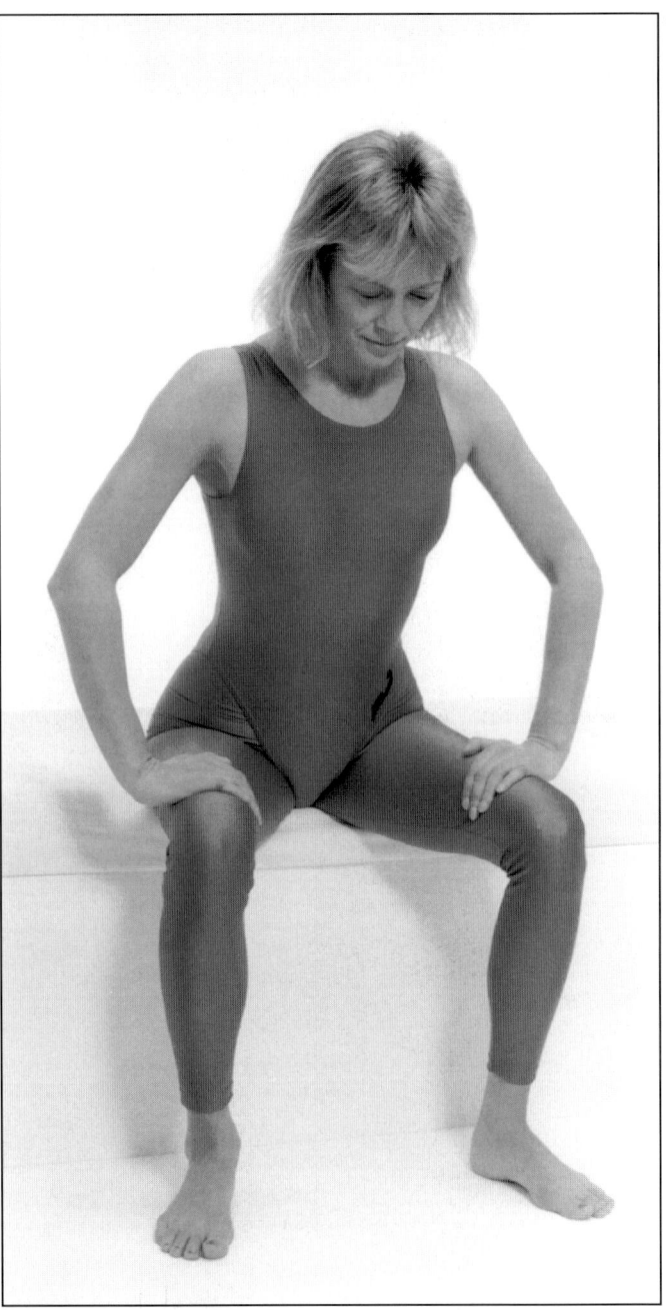

Abb. 49   Die Füße sind mehr als hüftbreit aufgesetzt, die Hände sind auf die Oberschenkel dicht oberhalb der Kniegelenke aufgestützt.

# Leichte Wirbelsäulen-mobilisation

Im stabilen Sitz an der Bettkante werden die Arme bei gebeugten Ellenbogen bis auf Schulterhöhe angehoben. Die Brustwirbelsäule wird dabei aufgerichtet. Diese Aufrichtung wird unterstützt, indem man die Ellenbogen rückenwärts und gleichzeitig die Schulterblätter in Richtung der Wirbelsäule zieht. Die Spannung ist so zu kontrollieren, daß die Atmung nicht behindert wird.

In dieser Vorspannung wird der Oberkörper langsam nach rechts und links geneigt. Diese Seitneige wird nur soweit ausgeführt, wie der stabile Sitz beibehalten werden kann.

Abb. 50  Im stabilen Sitz an der Bettkante werden beide Ellenbogen bis auf Schulterhöhe angeboben, die Schulterblätter ziehen zur Wirbelsäule.

Abb. 51  Im stabilen Sitz an der Bettkante wird der Oberkörper unter Vorspannung zur Seite geneigt.

50

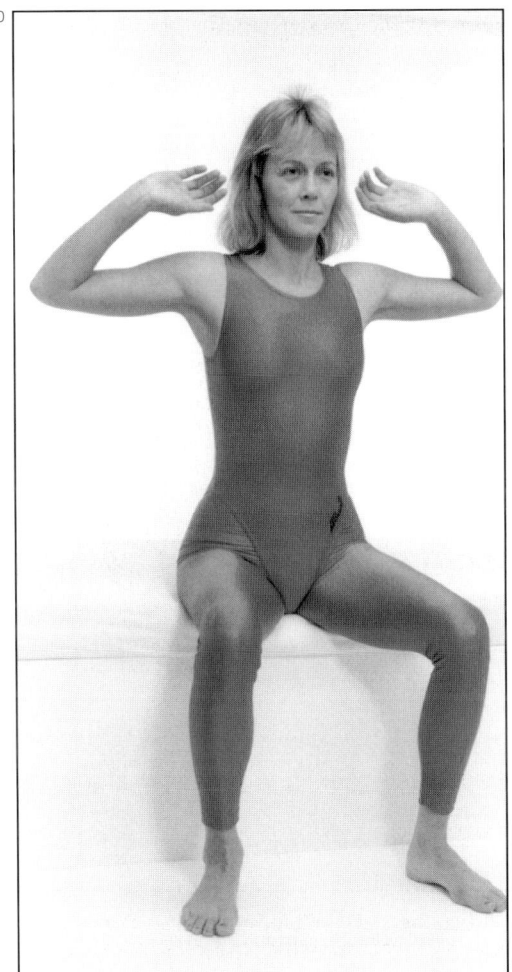

51

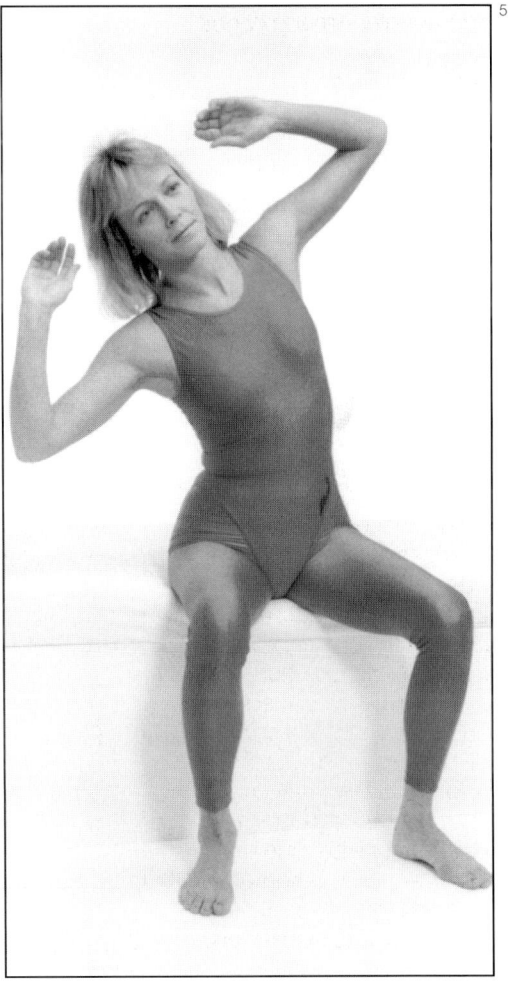

53

## Stabilisation des Schultergürtels

Beide Arme, die ein großes V bilden, werden gestreckt angehoben, bis die Fingerspitzen zur Decke zeigen. Die Oberarme befinden sich neben dem Kopf.

Der Impuls für die folgenden kleinen Bewegungen kommt aus den Schultern. Zunächst werden beide Schulterblätter in der gedachten Verlängerung der Arme nach unten in Richtung der Wirbelsäule gezogen. Die Gegenbewegung erfolgt, indem die Arme so weit wie möglich nach oben geschoben werden. Die Oberarme nähern sich dabei den Ohren an. Der Oberkörper und somit auch die Wirbelsäule wird stabil in seiner Ausgangsposition gehalten.

Eine Variante dieser Anspannung für den Schultergürtel wird durch eine veränderte Ausgangsposition der Arme erreicht. Hierzu sind beide Arme mit leicht gebeugten Ellenbogen auf die Höhe der Schultergelenke angehoben. Die Handflächen zeigen nach vorne, als sollte dort ein Gegenstand weggeschoben werden. Durch die bloße Vorstellung der Bewegung können die entsprechenden Muskelgruppen aktiviert werden. Die

Abb. 52　Im stabilen Sitz an der Bettkante werden beide Arme, die ein V bilden, gestreckt angehoben.

Abb. 53　Die gestreckten Arme werden aus den Schultergelenken heraus nach oben geschoben.

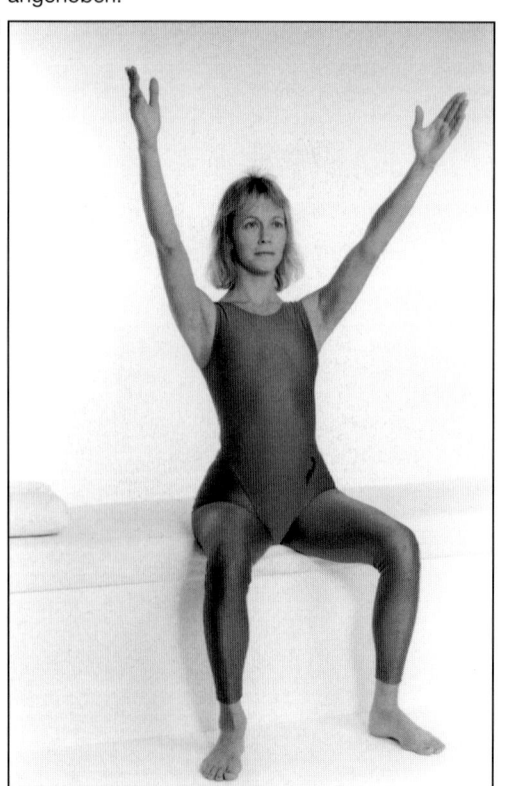

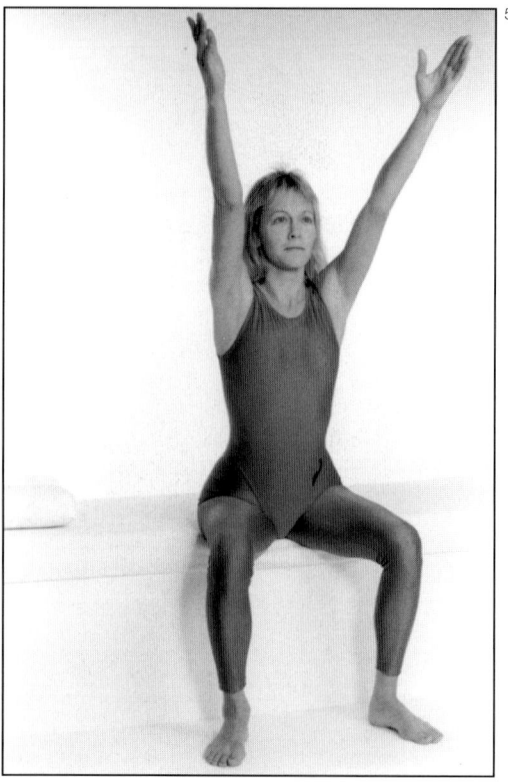

wiederum nur kleinen Bewegungsausschläge erfolgen in ihrem Ansatz erneut aus den Schultern. Ohne die Arme absinken zu lassen, werden beide Schulterblätter zur Wirbelsäule gezogen. Dies kann durch die Vorstellung unterstützt werden, »die Haut zwischen den Schulterblättern einzuklemmen«.
In der Gegenbewegung werden beide Schultergelenke in Blickrichtung nach vorne geschoben. Dies führt zu einer leichten Rundung der Brustwirbelsäule. Die Arme bleiben unverändert auf Schulterhöhe und in den Ellenbogen gebeugt. Auf diese Weise wird die erreichte Muskelspannung nicht völlig aufgelöst.
Diese Stabilisation für den Schultergürtel sollte ebenso wie die vorherige Variante in der Aufrichtung, also der Anspannung rückenwärts beendet werden.

Will man die aufgebaute Körperspannung in das weitere Aufstehen mit einbeziehen, kann man nach der auf Seite 49 beschriebenen Möglichkeit verfahren. Da gerade das Aufstehen und Hinsetzen eine der häufigen Alltagsbewegungen ist, kann diese immer wieder benutzt werden, um die Aufrichtung der Wirbelsäule in Verbindung mit der Körperspannung bewußt zu vollziehen (vergl. Seite 78).

Abb. 54   Beide Arme werden bei gebeugten Ellenbogen vor dem Körper bis auf Schulterhöhe angehoben.

Abb. 55   Die gebeugten Arme werden aus den Schultergelenken heraus nach vorne geschoben, ohne abzusinken.

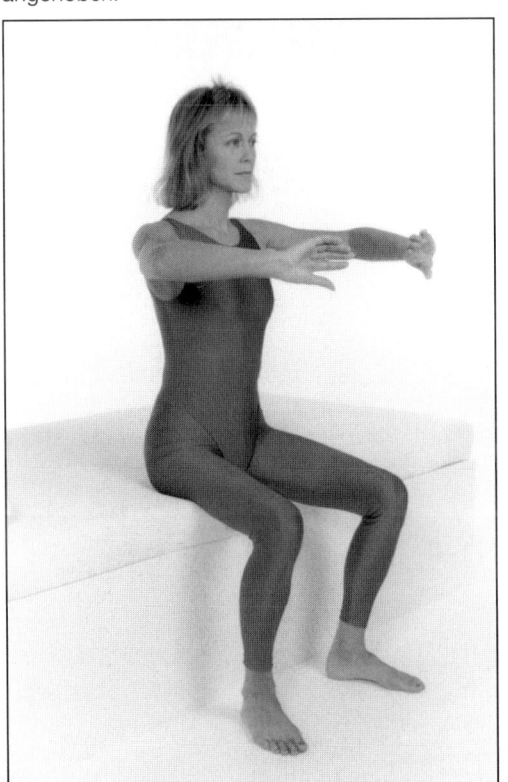

54

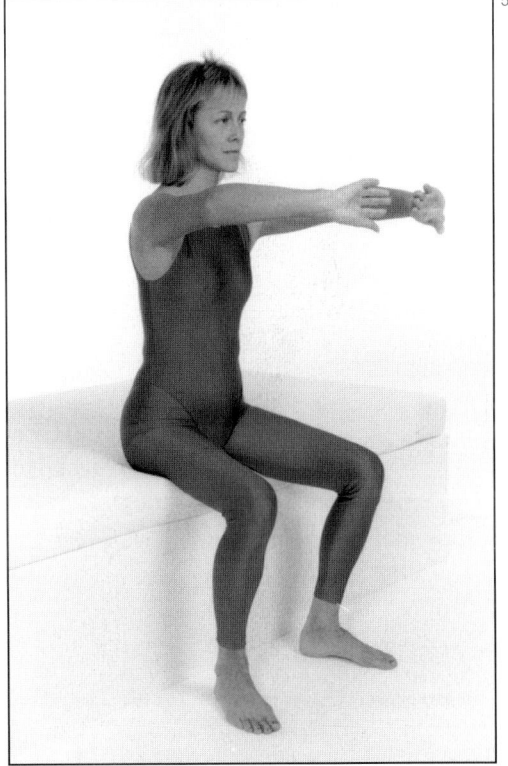

55

# Im Bad

Nachdem der Start in den Bewegungsalltag vielleicht schon im Bett oder beim Sitzen an der Bettkante mit einigen mobilisierenden und stabilisierenden Formen begonnen wurde, soll das Badezimmer die nächste Station sein. Auch hier bieten sich viele Möglichkeiten, verschiedene Muskelgruppen zu aktivieren und auf die aufrechte Haltung einen positiven Einfluß zu nehmen.

Dabei sei, wie zu Beginn des praktischen Teiles, nochmals daran erinnert, daß diese, ebenso wie noch folgende Situationen, keine weitere »Übungsstation« ist. Die Beschreibungen sollen eine Anleitung sein, die sicher ungewohnten Positionen und Bewegungen auszuprobieren. Wer das Gefühl hat, daß davon eine positive Wirkung ausgeht, sollte die Anregungen in sein Haltungs- und Bewegungsverhalten übernehmen.

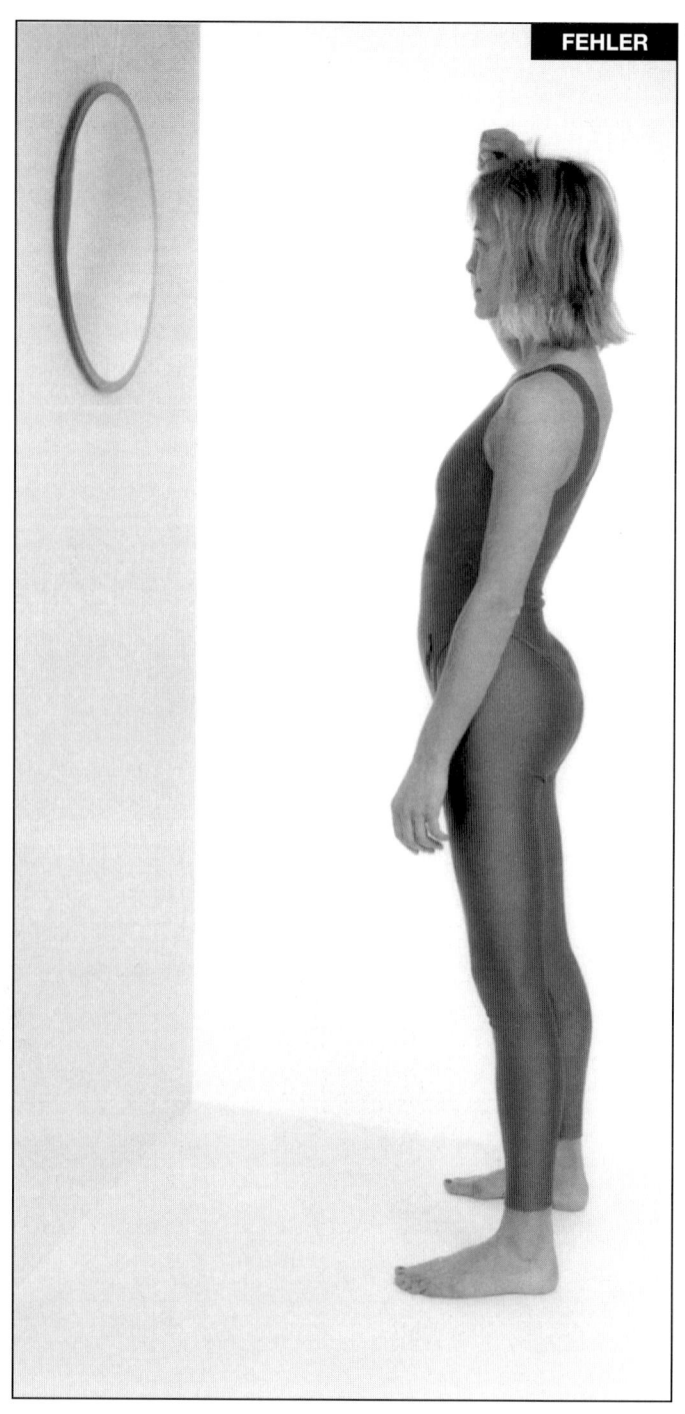

Abb. 56 **Fehlerbild:** Im aufrechten Stand ohne Körperspannung werden häufig die Kniegelenke durchgestreckt und das Becken nach vorne geschoben. Die Lendenwirbelsäule ist verstärkt belastet.

## Vor dem Spiegel und am Waschbecken

Nach dem Aufstehen ist die Morgentoilette in der Regel die erste Tätigkeit, die im aufrechten Stand verrichtet wird. Wenn der Bewegungsapparat noch nicht sehr aktionsbereit ist, neigt man häufig dazu, eher passiv zu stehen. Dies kann dann so aussehen, wie es in Abbildung 56 dargestellt ist. Die Kniegelenke sind durchgestreckt, das Becken wird nach vorne geschoben, was eine verstärkte Krümmung der Lendenwirbelsäule mit sich bringt. Die aufrichtenden Muskelgruppen werden nur wenig benutzt, der passive Bewegungsapparat ist mehr belastet.

Eine Korrektur zum aktiven Stehen kann nach der auf den folgenden Seiten beschriebenen Methode erreicht werden.

Abb. 57    Bei mehr als hüftbreiter Fußstellung werden beide Kniegelenke gebeugt, der Oberkörper ist leicht nach vorne geneigt. Ausgehend von der Brustwirbelsäule erfolgt die Aufrichtung »Wirbel für Wirbel«.

Abb. 58    Im stabilen Stand bleiben die Kniegelenke etwas gebeugt, die Beinmuskulatur ist gespannt. Der Oberkörper ist aufgerichtet.

57

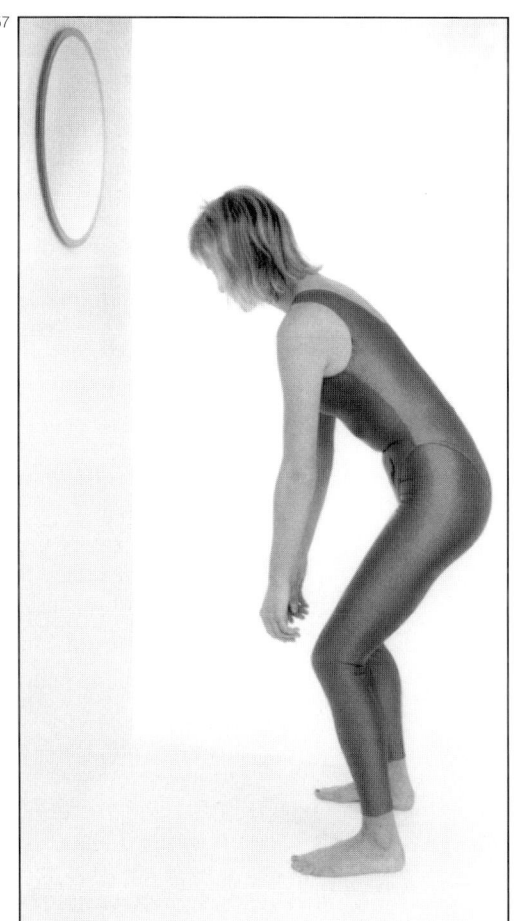

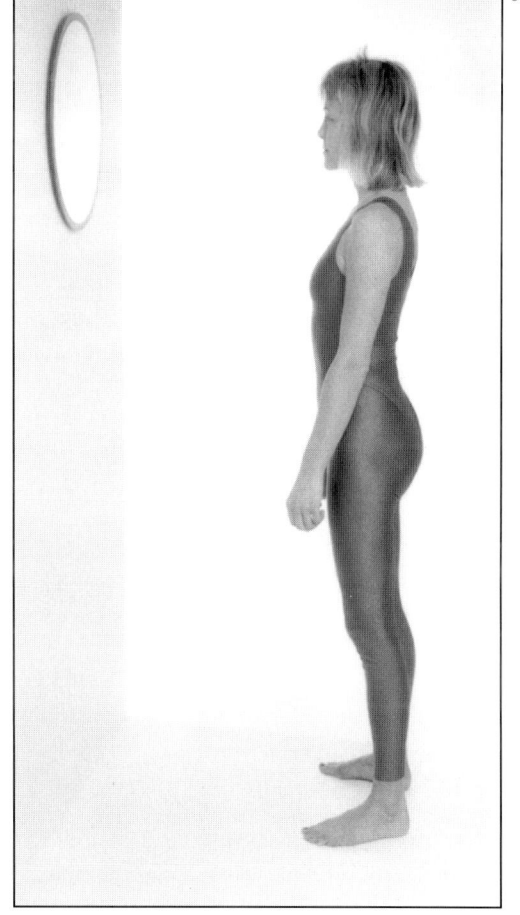

58

Die Füße stehen etwas mehr als hüftbreit auseinander, die Fußsohlen sind gleichmäßig belastet. Beide Kniegelenke werden gebeugt, während der Oberkörper leicht nach vorne geneigt ist. Die Arme hängen zum Boden, der Rücken ist eher rund.

Von der Brustwirbelsäule ausgehend richtet man den Oberkörper Wirbel für Wirbel auf, bis zuletzt der Kopf angehoben wird. Der Blick ist am Ende der Bewegung geradeaus in den Spiegel gerichtet. Die Kniegelenke werden nur soweit gestreckt, daß eine kleine Beugestellung erhalten bleibt und eine leichte Muskelanspannung in den Oberschenkeln spürbar ist. Bei Tätigkeiten mit vorgeneigtem Oberkörper, wie zum Beispiel beim Waschen oder dem Zähneputzen, sollte der Rumpf zur Entlastung der Wirbelsäule abgestützt werden. Dies kann man erreichen, indem ein Unterarm oder auch beide auf dem Rand des Waschbeckens aufgelegt sind. Zur weiteren Entlastung der Wirbelsäule sind beide Kniegelenke leicht gebeugt. Die Abbildung 59 stellt eine andere Möglichkeit dar.

Eine Hand stützt auf dem Oberschenkel des gebeugten Beines und stabilisiert den Oberkörper. Der Ellenbogen bleibt dabei leicht gebeugt.

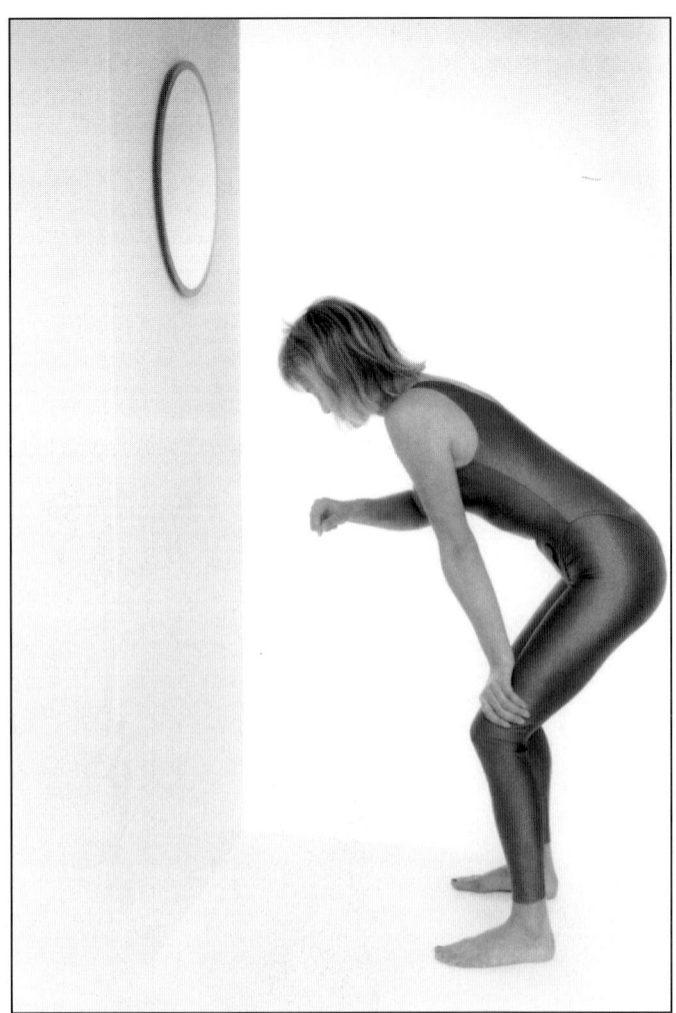

Abb. 59  Bei vorgeneigtem Oberkörper stützt eine Hand den Bewegungsapparat mit ab.

## Mobilisation der Halswirbelsäule

Die folgende Mobilisation der Halswirbelsäule mutet in ihrem Bewegungsablauf zunächst etwas merkwürdig an, stellt jedoch eine wichtige Funktion dieses Bewegungsabschnittes dar. Insbesondere die Fähigkeit zur Aufrichtung der Halswir-

belsäule ist bei vielen Personen eingeschränkt.
Im aufrechten stabilen Stand ist der Blick geradeaus auf einen Punkt im Spiegel gerichtet. Ohne diesen Punkt aus den Augen zu verlieren, wird der Kopf »wie auf einer Schiene« langsam nach hinten gezogen. Die Schultern bleiben locker wie in der Ausgangsposition hängen. Die Gegenbewegung erfolgt ebenso langsam durch den Schub des Kopfes nach vorne, ohne ihn dabei zu heben oder zu senken. Die Schultern und der Oberkörper bewegen sich wiederum nicht mit.

Nach einigen Wiederholungen kann man versuchen, den Hals etwas mehr zu strecken, indem man sich vorstellt, an einem Marionettenfaden zur Decke gezogen zu werden. In dieser gestreckten Einstellung der Halswirbelsäule wird die

Abb. 60   Im aufrechten Stand vor dem Spiegel ist der Blick geradeaus gerichtet. Ohne die Einstellung der Halswirbelsäule zu verändern, wird der Kopf nach hinten gezogen.

Abb. 61   Im aufrechten Stand vor dem Spiegel ist der Blick geradeaus gerichtet. Ohne die Position der Halswirbelsäule zu verändern, wird der Kopf nach vorne geschoben.

60

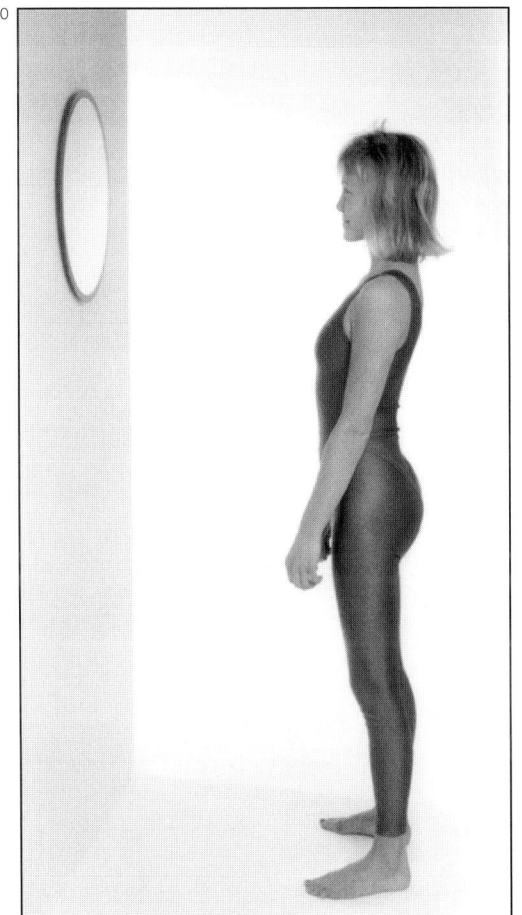

61

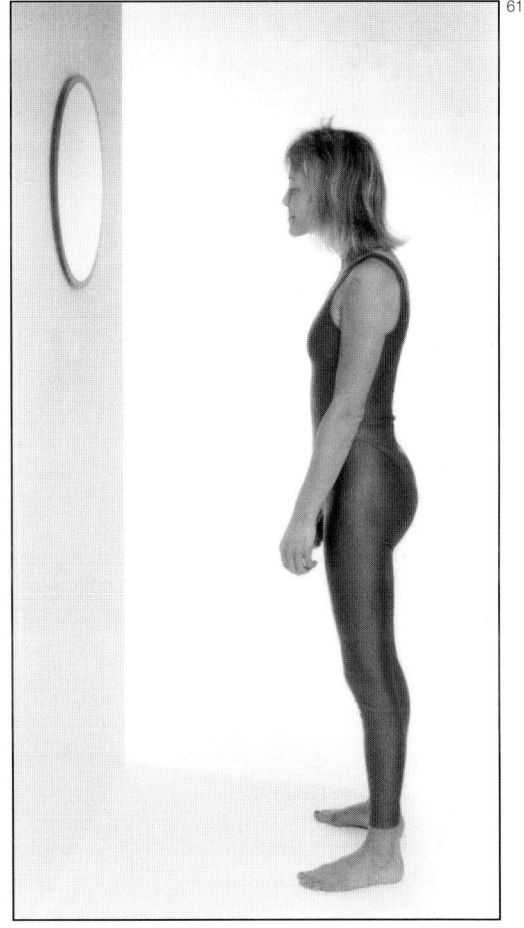

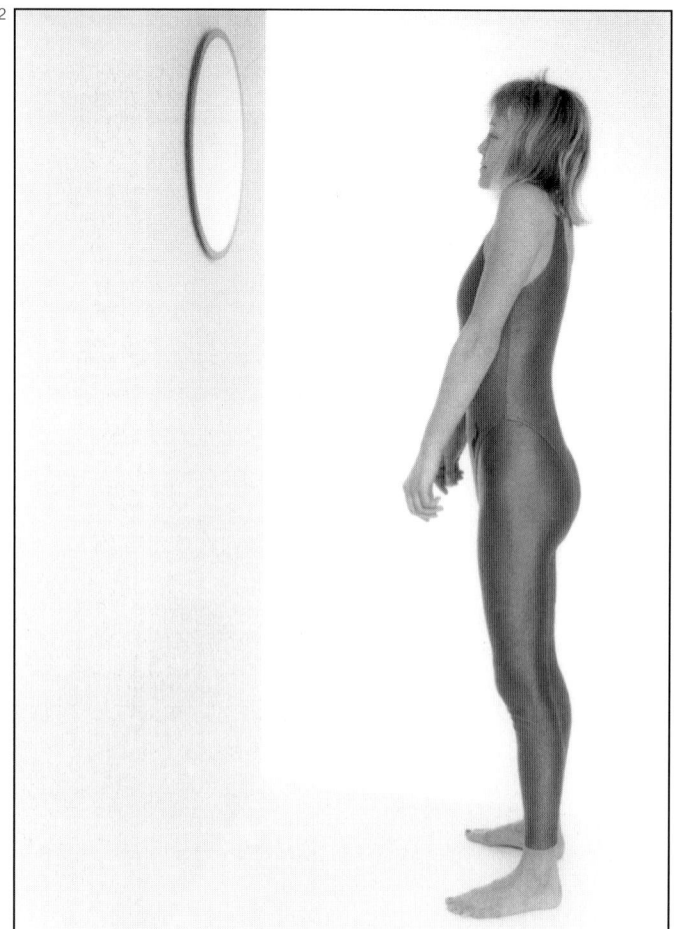

## Mobilisation und Stabilisation mit einem Handtuch

Ein im Badezimmer jederzeit griffbereites Hilfsmittel ist das Handtuch. Es sollte jedoch nicht zu dünn sein, sondern mindestens so dick, daß es zusammengerollt die Dicke einer Flasche hat.

Abb. 63 Im aufrechten Stand vor dem Spiegel wird ein Handtuch zusammengerollt in den Nacken gelegt. Während das Handtuch nach vorne gezogen wird, richtet sich die Halswirbelsäule dagegen auf.

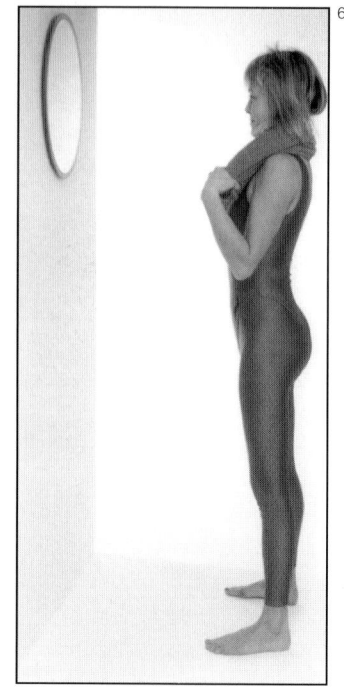

Abb. 62 Im aufrechten Stand vor dem Spiegel ist der Blick geradeaus gerichtet. Beide Schultergelenke werden zu den Ohren gezogen.

gleiche Bewegung wiederholt.
Fällt das Lockerlassen der Schultern schwer, kann man in der Mittelstellung beide Schultern zu den Ohren ziehen, um so zunächst die Anspannung bewußt zu steigern. Die Arme hängen dabei weiter entspannt zum Boden. Bei dieser Bewegung ist darauf zu achten, daß der Kopf in der Mittelstellung bleibt und nicht nach hinten geneigt wird. Nach dieser Spannung läßt man die Schultern absinken und schwer werden. Oft stellt sich in der Phase der Entspannung ein angenehmes Wärmegefühl im Schulter- und Nackenbereich ein.

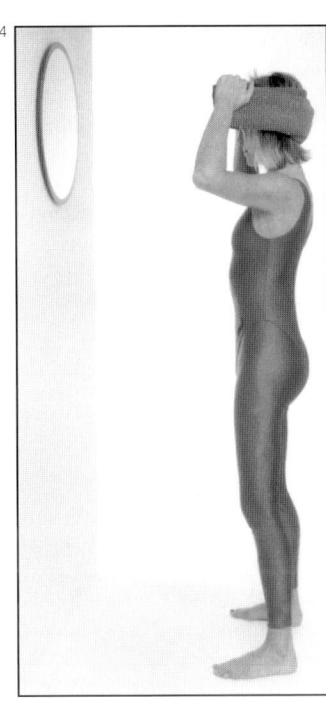

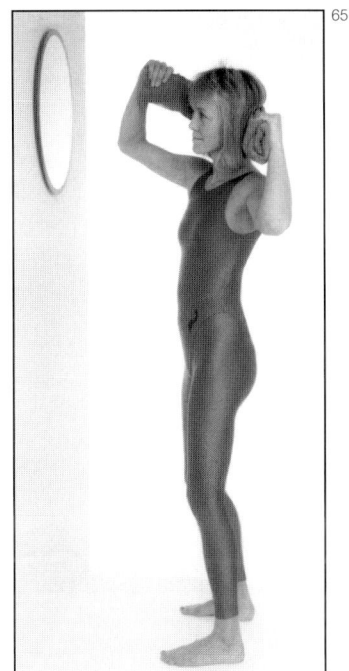

Abb. 64   Im aufrechten Stand vor dem Spiegel wird das Handtuch an den Hinterkopf gelegt. Gegen den Zug nach vorne drückt der Kopf nach hinten.

Abb. 65   Im aufrechten Stand vor dem Spiegel wird ein Handtuchende stärker nach vorne gezogen. Die Muskulatur der gleichen Seite spannt dagegen an.

Abb. 66   Im aufrechten Stand vor dem Spiegel wird das zusammengerollte Handtuch in den Nacken gelegt. Der Kopf ist nach vorne geneigt.

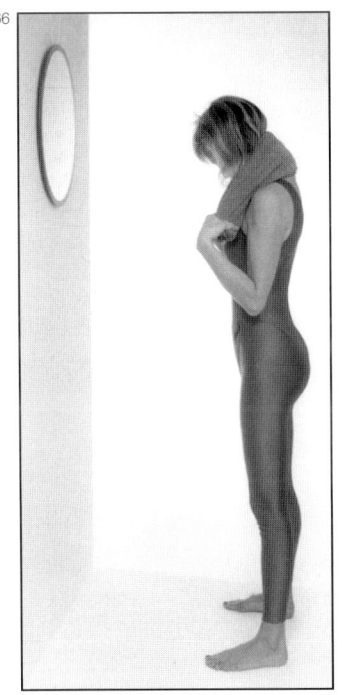

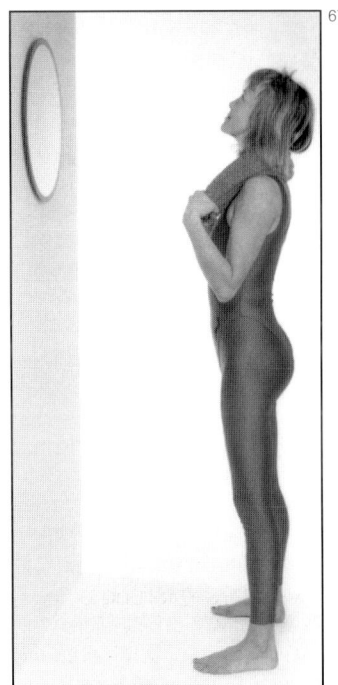

Abb. 67   Der Kopf wird über das zusammengerollte Handtuch langsam nach hinten geneigt.

An beiden Enden gegriffen wird das zusammengerollte Handtuch in den Nacken gelegt. Während die Hände zunächst mit wenig Kraft die Handtuchenden nach vorne ziehen, drückt der Nacken in die Gegenrichtung. Wenn in dieser Spannung gleichzeitig der Scheitel in Richtung der Decke geschoben wird, erfolgt ein Aufrichten der Halswirbelsäule. Der Bewegungsablauf kann im Spiegel gut kontrolliert werden. Der Blick ist dabei gerade nach vorne gerichtet. Die Spannung sollte nach und nach gesteigert werden, was jedoch nicht zu einer Behinderung der Atmung führen darf.

Eine Variation der Stabilisation wird erreicht, indem das Handtuch an den Hinterkopf gelegt wird. Die Anspannung wird kontrolliert aufgebaut, damit das Handtuch nicht vom Kopf abrutscht. Wie zuvor sollte während der Anspannung der Scheitel zur Decke geschoben werden.

In unveränderter Position des Handtuches wird im Wechsel einmal das rechte und einmal das linke Handtuchende nach vorne gezogen. Die Halsmuskulatur spannt jeweils auf der gleichen Seite dagegen an. Die Anspannung muß so dosiert werden, daß der Hinterkopf nicht gegen das Handtuch verrutscht. Sie

sollte dennoch so stark sein, daß ein deutlicher Widerstand zu spüren ist. Wie bei den anderen Stabilisationsformen auch darf die Atmung nicht behindert werden.

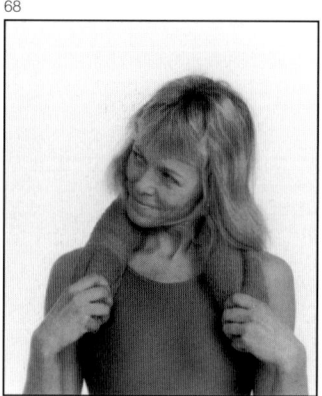

Abb. 68   Im aufrechten Stand wird das zusammengerollte Handtuch in den Nacken gelegt und nach vorne gezogen. Der Kopf wird etwas nach vorne geneigt und zu einer Seite gedreht.

Eine mehr mobilisierende Wirkung beinhaltet folgender Bewegungsablauf: Im aufrechten stabilen Stand wird das zusammengerollte Handtuch in den Nacken gelegt, die beiden Enden mit wenig Kraft nach vorne gezogen. Der Kopf wird langsam soweit ge-

beugt, bis das Kinn den Brustkorb berührt. Der Oberkörper bleibt in der stabilen Ausgangsposition und folgt der Bewegung nicht. Der Rückweg wird ebenso langsam beschrie-

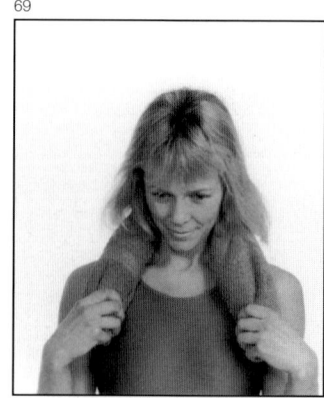

Abb. 69   Ohne den Zug am Handtuch aufzugeben, wird der immer noch geneigte Kopf in die Gegenrichtung gedreht, wobei in der Mittelposition das Kinn das Brustbein berührt. Erst hier wird die Spannung gelöst.

ben und ohne Krafteinsatz beendet, wenn der Hinterkopf das Handtuch leicht zusammendrückt.

Eine weitere sinnvolle Mobilisation mit Unterstützung des Handtuches ist folgendes: Wie zuvor wird das Handtuch mit leichtem Zug nach vorne im Nacken gehalten. Der Blick wird zunächst zum Boden gesenkt, der Kopf etwas gebeugt. Aus dieser Position dreht der Kopf zu einer Seite, ohne die Beu-

Bei gleicher Handtuchhaltung befindet der Kopf sich wieder in der Mittelstellung. Der Zug an den Handtuchenden kann nun etwas verstärkt werden, was durch den Gegendruck des

mal zur linken Seite aus den Augenwinkeln blickt. Aus derselben Ausgangsposition wie zuvor und bei gleicher Vorspannung erfolgt die Seitneige über die Handtuchrolle nach

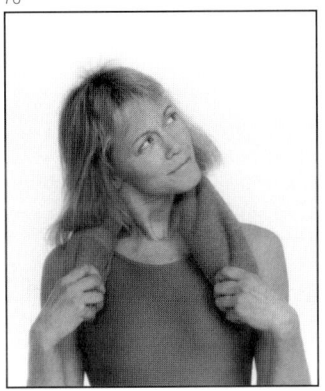

Abb. 70 Mit erneutem Zug am Handtuch erfolgt die Drehung bei geneigtem Kopf zur Gegenseite.

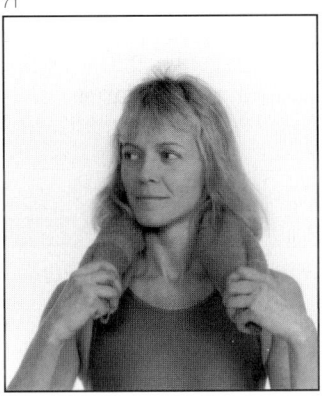

Abb. 71 Im aufrechten Stand wird das zusammengerollte Handtuch in den Nacken gelegt und nach vorne gezogen. Ohne die Einstellung der Halswirbelsäule zu verändern wird der Kopf zu einer Seite gedreht.

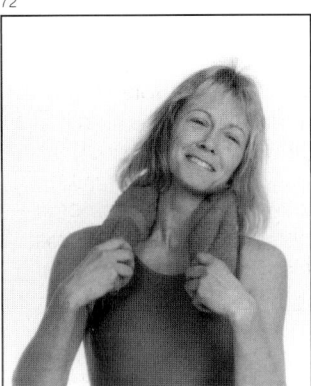

Abb. 72 Im aufrechten Stand wird das zusammengerollte Handtuch in den Nacken gelegt und nach vorne gezogen. Ohne den Kopf zu neigen, wird ein Ohr der gleichseitigen Schulter angenähert.

gestellung der Halswirbelsäule zu verändern. Am Bewegungsende der Dehnung kann mit wenig Kraft gegen den Widerstand des Handtuchs angespannt werden. Die Spannung wird langsam gelöst, und die Drehung zur anderen Seite genauso ausgeführt.

Nackens ausgeglichen wird. In dieser muskulären Vorspannung, die immer noch ein unbehindertes Atmen ermöglichen sollte, wird der Kopf im Wechsel zu beiden Seiten gedreht. Die Augen führen dabei die Bewegung an, indem man einmal zur rechten und ein-

rechts und links. Dazu ist es hilfreich, einen Punkt im Spiegel zu fixieren, um zu kontrollieren, daß die Bewegung des Kopfes um eine gedachte Achse durch die Nasenspitze verläuft. Die Bewegung sollte also kein Hin- und Herwiegen des Kopfes sein.

# Im Sitzen

Auf der Seite 30 wurde bereits darauf eingegangen, daß der Sitz auf den meisten Sitzgelegenheiten eine veränderte Wirbelsäulenposition bedingt. Dies wird in der Regel vom Bewegungsapparat auch toleriert, solange genügend ausgleichende Bewegung vorhanden ist. Arbeitet jemand jedoch in einem »sitzenden Beruf« oder hat er möglicherweise bereits eine Funktionsstörung im Bereich der Wirbelsäule, kann das dauernde Sitzen entsprechende Probleme bereiten. Die folgenden Vorschläge sollen zu einem aktiven Sitzen anregen und einige Möglichkeiten zeigen, die etwas zur Entlastung des Bewegungsapparates beitragen können.

## Sitz- und Arbeitshaltungen

Wie man zu einer Sitzhaltung finden kann, in der die Belastung der Wirbelsäule und der Bandscheiben der natürlichen Krümmung der Wirbelsäule angepaßt ist, wurde im Theorieteil auf den Seiten 31 beschrieben. Für die folgenden Hinweise wird dieser stabile Sitz auch stets als Ausgangsposition zugrunde gelegt. Deshalb kurz zur Erinnerung:
Im Sitzen auf dem vorderen Teil des Stuhles sind die Füße etwas mehr als hüftbreit mit der ganzen Fußsohle aufgesetzt. Das Becken ist leicht gekippt, dadurch kommt die Lendenwirbelsäule in ihre normale Krümmung. Die Brustwirbelsäule ist aufgerichtet, was den aktiven Einsatz der Rückenmuskulatur erfordert.

Die Bevorzugung der aktiven, also muskulär gesicherten Sitzposition darf nicht zu dem Mißverständnis führen, daß ein zeitweiliges Sitzen in entspannter Haltung als schädlich zu betrachten ist. Da sich die Muskulatur erst allmählich an die geforderte Haltearbeit gewöhnen muß, sind Entspannungspausen notwendig. Das Räkeln und Strecken kann die vom Bewegungsapparat geforderte Haltearbeit immer wieder unterbrechen.
Aber auch entspannte Sitzpausen können zwischengeschaltet werden.
Wie in der Abbildung 74 dargestellt sollte die Position der Beine dazu nicht verändert werden. Auch die Rückenlehne sollte nicht als passive Stütze gewählt werden.
Im aufrechten Sitz sind beide Hände zwischen die Oberschenkel gelegt. Der

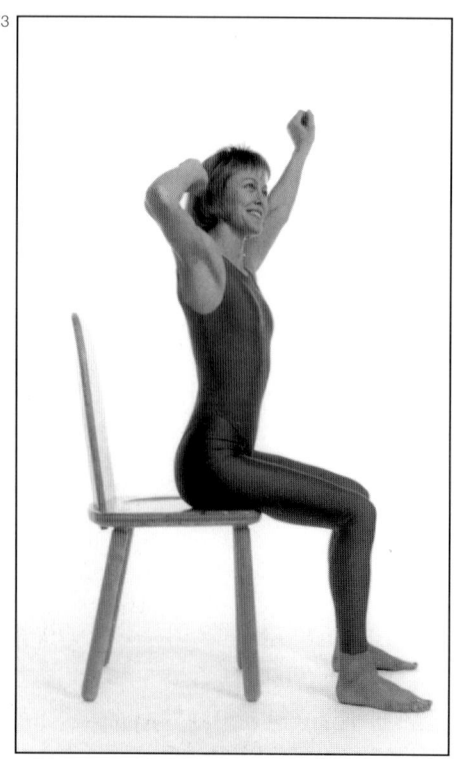

73

Abb. 73 Räkeln und Strecken kann bei sitzender Tätigkeit eine kurze aktivierende Bewegungspause sein.

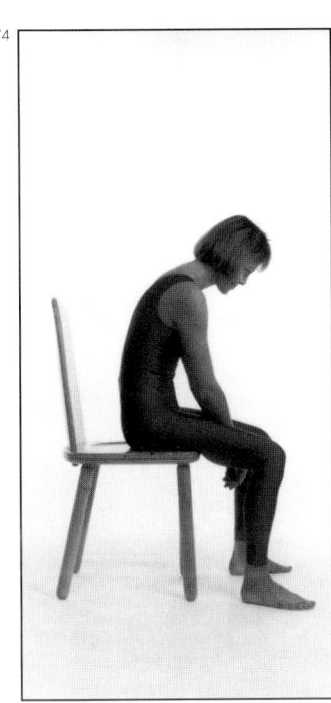

Abb. 74 Im Sitz folgt der Oberkörper langsam der Schwerkraft, der Rücken wird rund.

Abb. 75 Der aktive Sitz auf einer geneigten Sitzfläche bringt die Lendenwirbelsäule in eine belastungsstabilere Position.

Abb. 76 Der Einfluß der Neigung der Sitzfläche auf die Stellung der Wirbelkörper im Bereich der Lendenwirbelsäule: Durch den nach vorne geneigten Sitzkeil wird die Einstellung der Wirbelsäule in ihre natürliche Krümmung erleichtert.

Rücken wird der Schwerkraft folgend langsam rund gemacht, während der Blick zum Boden gesenkt ist. Der Oberkörper befindet sich in einem Gleichgewicht, das kaum Haltearbeit der aufrichtenden Muskelgruppen erfordert. Wenn diese passive Sitzposition jedoch als unangenehm empfunden wird, sollte sie gemieden werden. In diesem Fall ist es sinnvoller, für kurze Zeit aufzustehen.

Die leichte Beckenkippung, welche Voraussetzung für die gewünschte Einstellung der Lendenwirbelsäule ist, kann auch durch eine Veränderung der Sitzflächenneigung erreicht werden.

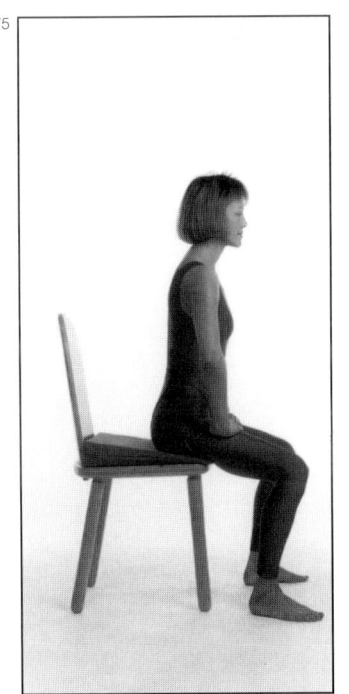

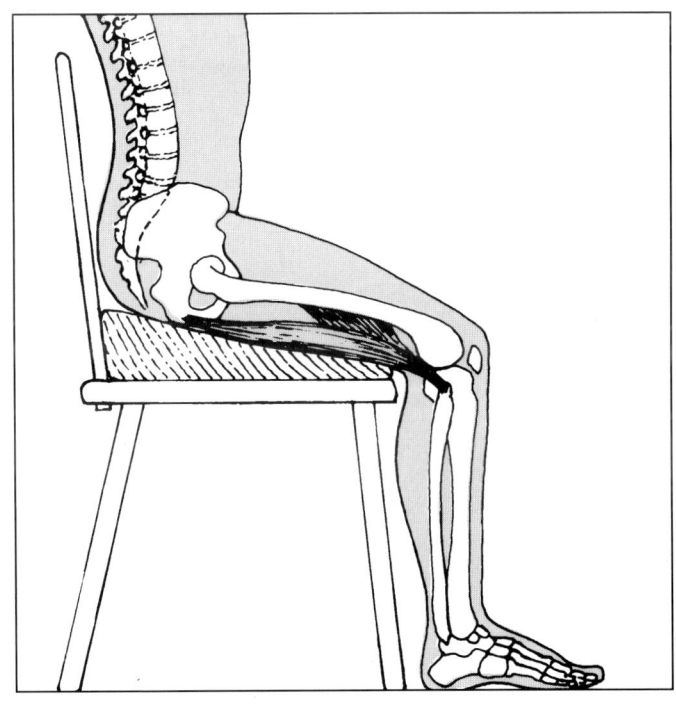

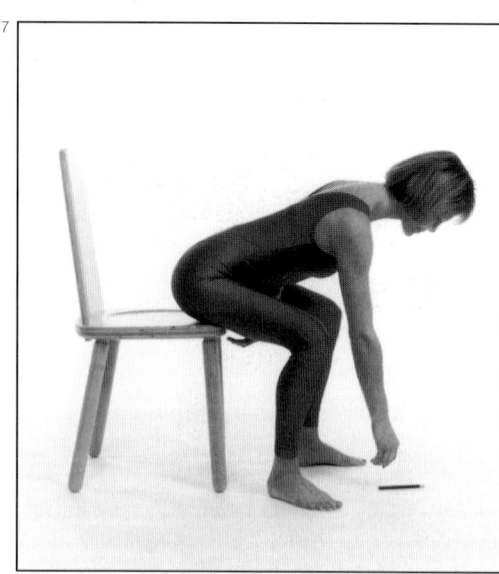

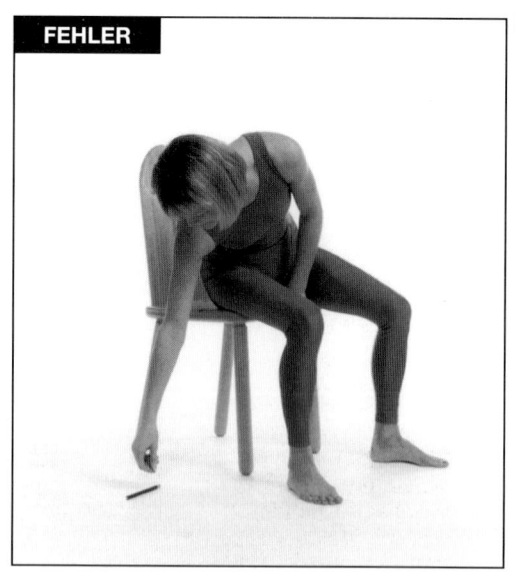

Am einfachsten ist dies durch einen Sitzkeil möglich, der aus entsprechend hartem Schaumstoff gefertigt ist. Entscheidend ist dabei, daß die Sitzfläche nach vorne leicht abfällt (vergleiche auch Seite 68). Die Aufrichtung der Brustwirbelsäule muß jedoch auch bei dieser passiven Hilfe aktiv herbeigeführt werden (siehe Seite 32). Gelingt es, diese aktive Sitzhaltung als Arbeitshaltung zum Beispiel an einem Schreibtisch anzunehmen, kann noch ein weiterer Zusatz beachtet werden, der eine schonende Behandlung der Wirbelsäule garantiert.

Durch das Sitzen mit mehr als hüftbreit gespreizten Beinen bilden die Oberschenkel mit der Verbindungslinie zwischen den

Kniegelenken ungefähr ein gleichschenkeliges Dreieck. Bei allen Arbeiten mit den Händen sollte der von den Oberschenkeln gebildete Winkel zugleich der Arbeitswinkel sein. Bei allen Handgriffen, die über diesen Winkel hinausgehen, werden die Beine und der Oberkörper mitgedreht und die Winkelstellung somit beibehalten.

Auch beim Bücken zu einer Hängeregistratur oder einem Gegenstand auf dem Boden sollte dieser Arbeitswinkel beachtet werden. Die Erhaltung der Rumpfmuskelspannung und das Absenken des Oberkörpers über die Hüftgelenkbeugung schont die Wirbelsäule. Das in der Abbildung 78 dargestellte Bücken neben dem Oberschenkel stellt eine erhebliche Mehrbelastung dar.

In der Abbildung 79 erfolgt das Bücken zwar im genannten Arbeitswinkel, der Oberkörper wird jedoch über die Wirbelsäule abgesenkt. In diesem Fall wird ein Großteil der stabilisierenden Muskelspannung aufgegeben und folglich der passive Anteil des Bewegungsapparates mehr belastet.

Eine weitere Sitzhaltung, die eine Entlastung der Wirbelsäule beinhaltet, kann erreicht werden, indem die Stuhllehne als Stützhilfe für die Arme benutzt wird. In dieser Form zu sitzen ist sicher nicht an jedem Arbeitsplatz möglich. Wo immer sich jedoch eine Gelegenheit bietet, den Stuhl einmal umzudrehen, sollte man davon Gebrauch machen. Durch die Lehne

Abb. 77   Das Bücken aus dem Sitz sollte zwischen die gegrätschten Beine erfolgen. Die Wirbelsäule ist dabei aufgerichtet.

Abb. 78   **Fehlerbild:** Das Bücken aus dem Sitz neben die Beine stellt eine stärkere Belastung für die Wirbelsäule dar.

Abb. 79   **Fehlerbild:** Das Bücken aus dem Sitz erfolgt zwar zwischen die gegrätschten Beine, die Rumpfstabilisation wurde jedoch aufgegeben.

bedingt muß man wie zuvor mit gespreizten Beinen sitzen. Dies bewirkt für die Lendenwirbelsäule bereits eine gute Stabilisation. Durch das Auflegen der Unterarme kann ein Teil des Rumpfgewichtes abgestützt werden. Die Position der Arme erleichtert zudem die gewünschte Aufrichtung der Brustwirbelsäule.

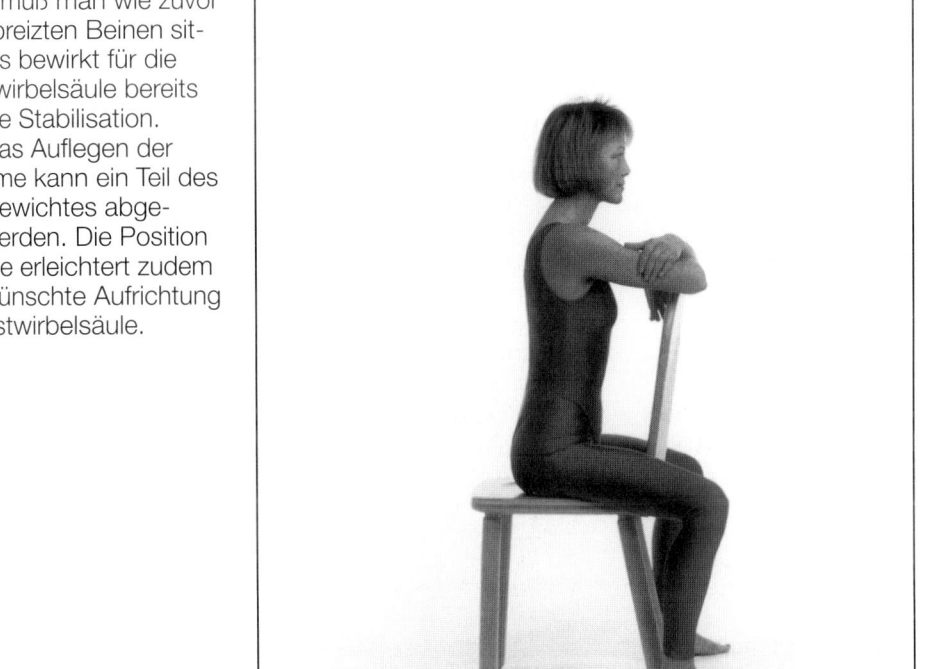

Abb. 80   Wird der Stuhl umgedreht, kann die Lehne als Stütze zur Entlastung der Wirbelsäule benutzt werden.

# Alternative Sitzmöbel

Bereits seit längerer Zeit werden Sitzmöbel angeboten, die von ihrer Grundkonstruktion dem Stuhl in der Abbildung 81 gleichen. Auffällig sind die geneigte Sitzfläche, die Stützfläche für die Unterschenkel und das Fehlen einer Lehne. Mit dem nach vorne geneigten Sitz wird die auf Seite 31 beschriebene Position des Beckens unterstützt, welche die gewünschte Einstellung der gesamten Wirbelsäule erleichtert.

Diese Form eines Stuhles fördert zwar das aktive Sitzverhalten, ist jedoch keine Garantie für ein beschwerdefreies Sitzen, wenn man den Umgang damit nicht lernt. Wenn die Rückenmuskulatur die Funktion der Rückenlehne übernehmen soll, muß sie dafür kräftig genug ausgebildet sein. Um die notwendige Kraft auch über längere Zeit aufbringen zu können, benötigt diese Muskelgruppe einige Zeit der Anpassung (vergleiche hierzu Seite 33). Es ist also nicht damit getan, sich nur auf einen solchen Stuhl zu setzen und abzuwarten, was passiert. Der aktive Sitz muß regelrecht geübt werden, bis er ohne nachzudenken funktioniert. Zu Beginn dürften die meisten mit einer Viertelstunde Sitzen in dieser Form an ihre Grenze stoßen.

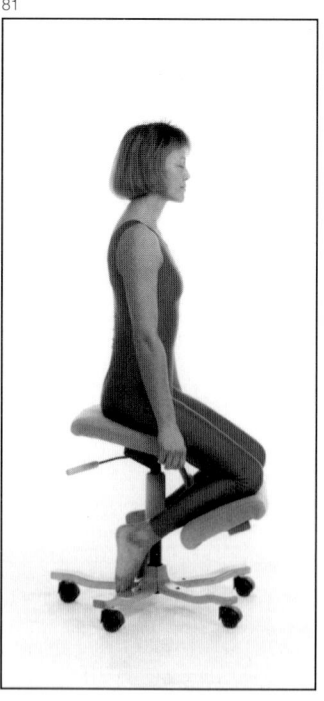

Abb. 81    Die geneigte Sitzfläche erleichtert die Einstellung der Wirbelsäule in eine Position, welche der im aufrechten Stand entspricht.

**FEHLER**

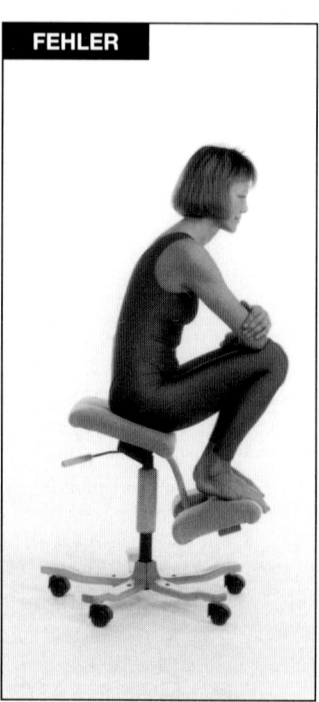

Abb. 84    **Fehlerbild:** Wird das Kniepolster als Fußstütze verwendet, folgt das Becken der Bewegung in die Aufrichtung. Die Lendenwirbelsäule ist in einer weniger belastungsfähigen Position.

Abb. 85    **Fehlerbild:** Beim passiven Sitzen weicht das Becken trotz der geneigten Sitzfläche in die Aufrichtung aus. Die Lendenwirbelsäule ist in einer weniger belastungsfähigen Position.

84

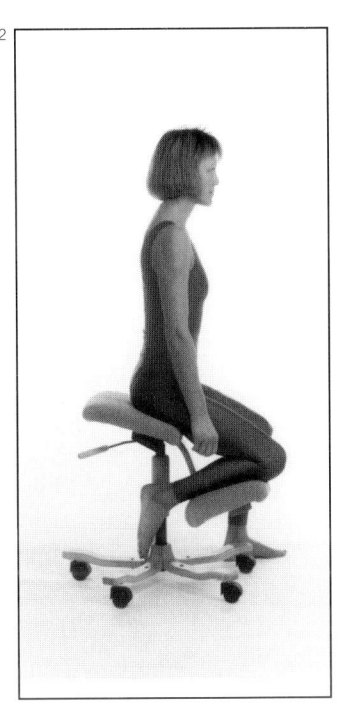

Abb. 82   Zur Entlastung der Kniegelenke kann ein Fuß auf den Boden gestellt werden, ohne daß die Sitzposition verändert werden muß.

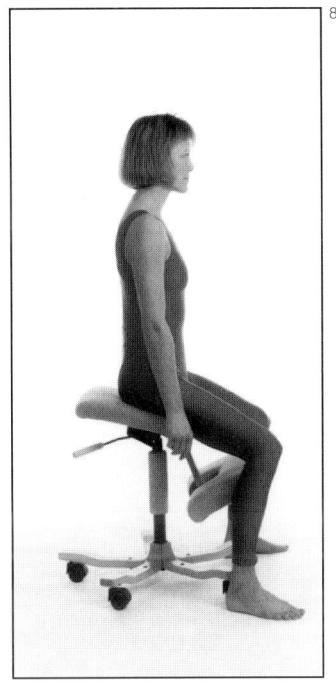

Abb. 83   Beide Füße können auf den Boden gestellt werden, ohne daß die Sitzposition verändert werden muß.

**FEHLER**

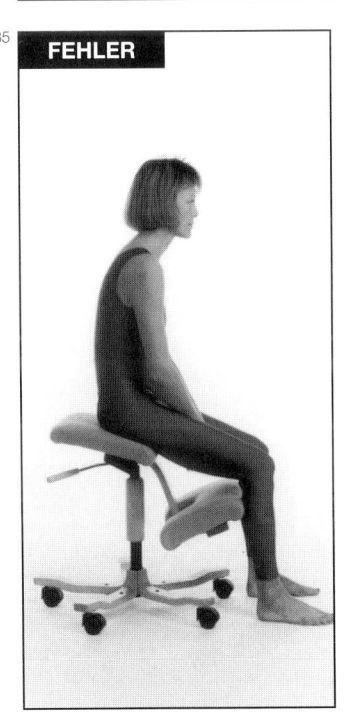

Eine häufig formulierte Kritik wendet sich gegen die Polsterauflage für die Unterschenkel. Diese kann im ungünstigen Fall Kniegelenkprobleme verursachen. Wird die Stellung der Beine jedoch häufig verändert, läßt sich der dauernde Druck der Polsterung umgehen. Wenn man dabei Positionen wie die abgebildeten wählt, darf die Einstellung des Oberkörpers nicht verändert werden. Das heißt, die leichte Bekkenkippung und somit die natürliche Krümmung der Lendenwirbelsäule bleibt erhalten. Die Brustwirbelsäule darüber ist aufgerichtet, die Halswirbelsäule gut eingestellt.

Bei der Auswahl eines solchen Stuhles ist auch darauf zu achten, daß dieses Polster flexibel gelagert ist und keine starre Verbindung hat.
Weitere sinnvolle Konstruktionsmerkmale sind die Höhenverstellbarkeit zur Anpassung an verschiedene Arbeitssituationen und die Drehbarkeit, um stets den erwünschten Arbeitswinkel beibehalten zu können.
Der sinnvolle Gebrauch derartiger Sitzmöbel wird häufig auch durch Bekleidungsgewohnheiten eingeschränkt. So ist es nahezu unmöglich, mit einem engen Rock und mit hochhackigen Absätzen auf

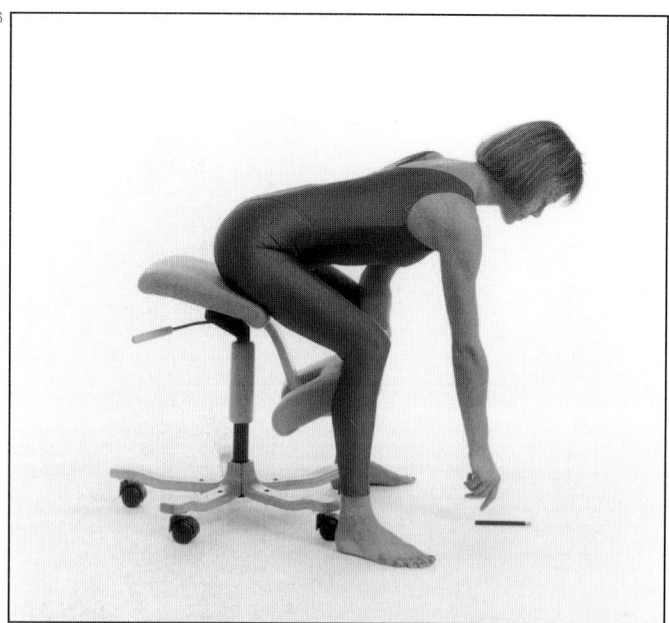

Abb. 86 Das Bücken zu tieferliegenden Gegenständen soll immer zwischen die gegrätschten Beine erfolgen. Die Aufrichtung der Wirbelsäule bleibt dabei erhalten.

## Mobilisation der Halswirbelsäule

In der stabilen Sitzposition werden beide Hände im Nacken verschränkt. Die Ellenbogen zeigen auf Schulterhöhe nach vorne, wobei die Unterarme sich berühren. Das Kinn wird in die Mulde zwischen den Unterarmen gelegt. Während die Hände etwas nach vorne ziehen, drückt der Nacken in die Gegenrichtung. Die Ellenbogen bleiben dabei auf der Höhe der Schultern, der Blick ist gerade nach vorne gerichtet. Die so erreichte Aufrichtung der Halswirbelsäule wird kurz gehalten, bevor das Kinn langsam in die Gegenrichtung geschoben wird. Dabei gleitet der Kopf auf den Unterarmen wie auf zwei Schienen nach vorne.

Eine weitere Mobilisation, die auf die oberen Abschnitte der Halswirbelsäule zielt, beinhaltet der folgende Bewegungsablauf. Im aufrechten Sitz wird der Kopf ohne Kraft zu einer Seite gedreht. In der gedrehten Position werden die Augen zum gleichseitigen Schultergelenk gesenkt, der Kopf folgt der Blickrichtung. Die Aufwärtsbewegung wird ebenfalls mit den Augen eingeleitet. Der Blick ist nach oben zur Decke gerichtet, der Kopf folgt wiederum mit seiner Bewegung.

einem derartigen Stuhl Platz zu nehmen.
Wie oben schon erwähnt genügt also nicht nur die Anschaffung eines Stuhles mit geneigter Sitzfläche, um die Wirbelsäule in dieser Alltagshaltung zu entlasten. Es erfordert die bewußte Auseinandersetzung mit diesem Problem, und wie auch bei anderen bereits genannten Beispielen die Bereitschaft, zu experimentieren.
Wird die Unterschenkelstütze zum Beispiel zur Fußstütze umfunktioniert, bedeutet dies für die Wirbelsäule eine völlig andere Einstellung. Die erreichte

Krümmung rückenwärts hat, wie bereits mehrfach beschrieben, eine stärkere Belastung der passiven Anteile des Bewegungsapparates, also auch der Bandscheiben, zur Folge. Auch wenn beide Füße auf dem Boden aufgestellt sind, muß die Rumpfmuskulatur weiter aktiv bleiben. Ansonsten wird eine ähnliche Position für die Wirbelsäule wie zuvor erreicht. Beim Bücken sollten die Füße den Boden berühren, um das Absenken des Oberkörpers über die Hüftgelenke zu ermöglichen. In der Abbildung erfolgt dies im Arbeitswinkel.

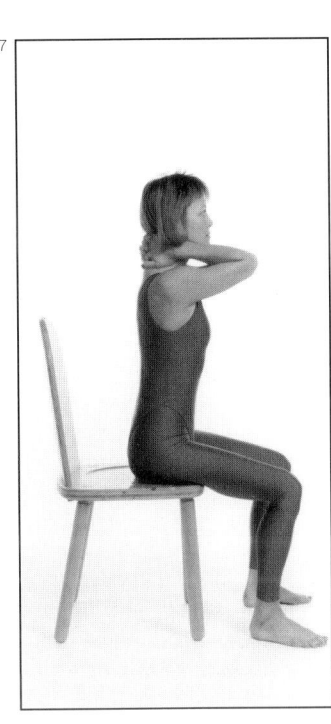

Abb. 87   Die ineinander verschränkten Hände liegen im
Nacken, die Unterarme bilden
eine »Schiene« für das Kinn.

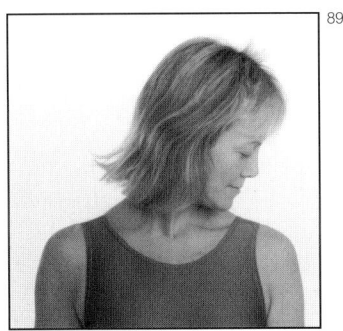

Abb. 89   Der Kopf ist zur Seite
gedreht und gebeugt. Der Blick
ist nach unten gerichtet.

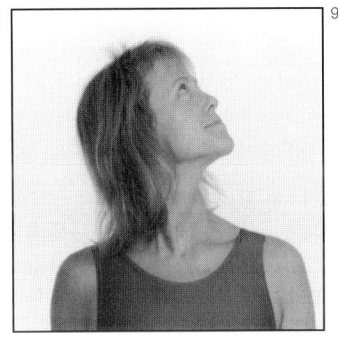

Abb. 90   In der Drehung ist
der Blick nach oben gerichtet,
der Kopf wird angehoben.

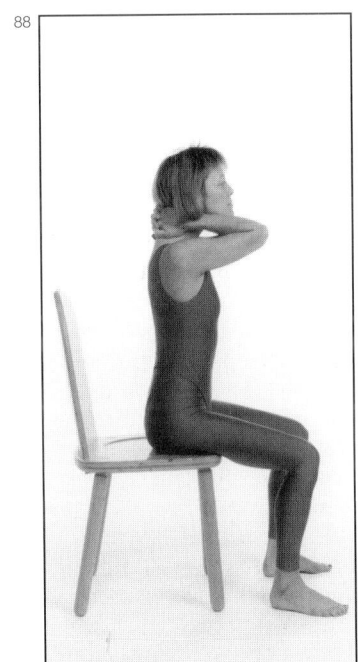

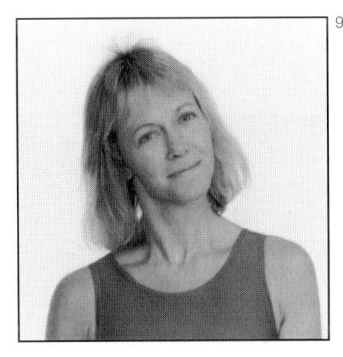

Abb. 91 und Abb. 92   Aus der
Mittelstellung wird der Kopf um
die Nasenspitze gedreht. Dabei
nähert sich jeweils ein Ohr der
gleichseitigen Schulter an.

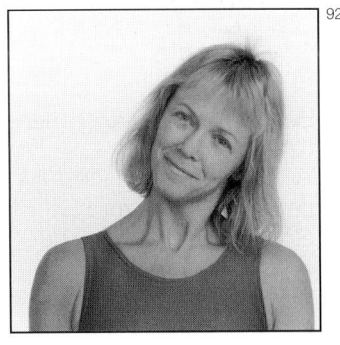

Abb. 88   Der Kopf wird auf
den Unterarmen nach vorne
geschoben, die Ellenbogen
bleiben auf Schulterhöhe.

71

Die zu diesem Teil der Halswirbelsäule gehörige dritte Mobilisation sollte immer im Zusammenhang mit den beiden anderen ausgeführt werden.

Der Kopf ist in Mittelstellung, der Blick geradeaus gerichtet. Stellt man sich eine Achse durch die Nasenspitze vor, hat man eine gute Orientierungshilfe für die auszuführende Bewegung. Der Kopf soll eine Drehbewegung um diese Achse ausführen, wobei sich ein Ohr der jeweils gleichseitigen Schulter annähert. Die Nase ist das Bewegungszentrum und bewegt sich weder zur Seite noch nach oben oder unten.

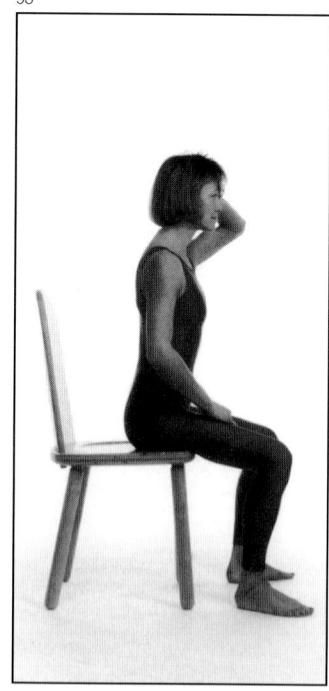

93

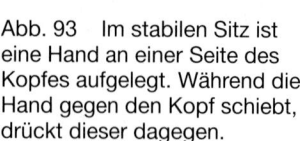

Abb. 93    Im stabilen Sitz ist eine Hand an einer Seite des Kopfes aufgelegt. Während die Hand gegen den Kopf schiebt, drückt dieser dagegen.

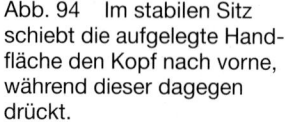

Abb. 94    Im stabilen Sitz schiebt die aufgelegte Handfläche den Kopf nach vorne, während dieser dagegen drückt.

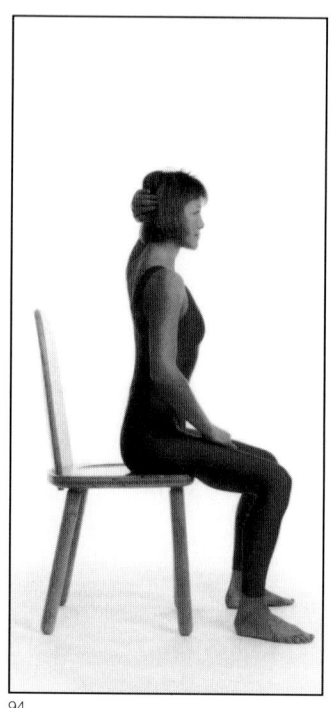

94

## Stabilisation der Halswirbelsäule

Grundsätzlich sollte jeder Mobilisation der Wirbelsäule, insbesondere der Halswirbelsäule, eine Stabilisation folgen. Die folgenden Beispiele zeigen, daß dies auch mit ganz einfach nachzuvollziehenden Anspannungen zu erreichen ist. Dazu wird eine Hand mit den Fingerspitzen oder der Handfläche an eine Seite des Kopfes gelegt. Während die Hand gegen den Kopf drückt, baut dieser eine Gegenspannung auf. Das Ziel ist, eine gehaltene Anspannung der beteiligten Muskelgruppen zu erreichen. In der Folge wird die Hand an den Hinterkopf gelegt, an die Stirne und an die andere Seite des Kopfes. Auf diese Art und Weise werden alle Muskelgruppen angesprochen, welche die Halswirbelsäule stabilisieren.

## Kurze Entspannung

Eine kurze Sitzpause, die mit einer Entlastung der Rückenmuskulatur verbunden ist, kann bei längeren Sitzphasen eine willkommene Unterbrechung darstellen.

Aus der stabilen Sitzposition mit gespreizten Beinen wird der Oberkörper soweit abgebeugt, bis er auf den Oberschenkeln aufliegt. Die Arme werden ebenso wie der Kopf locker gelassen. Die Augen werden bei Bedarf geschlossen.

Lenkt man die Konzentration auf die Atmung, lassen sich die Einatmung und die Phase der Ausatmung gut voneinander unterscheiden. Das leichte Heben und Senken des Oberkörpers im Atemrhythmus ist ebenfalls gut zu verfolgen. Ist die Atmung in dieser Position nicht behindert, kann man versuchen, die Einatmung etwas mehr in den Bauchraum zu lenken. Da die Bauchdecke nicht mit aufliegt, kann die erreichte Atembewegung gut gespürt werden.

Nach einigen Atemzügen beginnt man den Weg in die Aufrichtung mit einer der folgenden Ausatmungen. Die Bewegung beginnt in der Lendenwirbelsäule, setzt sich über die Brust- bis in die Halswirbelsäule fort. Nähert man sich dem aufrechten Sitz, wird das Becken wieder etwas nach vorne gekippt (siehe hierzu Seite 32) und der Brustkorb angehoben. Erst jetzt wird der Kopf in die Mittelstellung gebracht und der Blick geradeaus gerichtet.

Hier kann das Bedürfnis entstehen, sich räkeln und strecken zu wollen. Dies sollte auch ausführlich geschehen.

In der zuvor beschriebenen Entspannungsposition kann im Einzelfall die Atmung so stark behindert sein, daß keine Entspannung möglich ist. Für diesen Fall bietet sich die folgende Möglichkeit an.

Im stabilen aufrechten Sitz wird die Spannung langsam nachgelassen und der Rücken ein wenig gerundet. Die Arme werden mit den Händen oder den Unterarmen auf die Oberschenkel gelegt und stützen den Oberkörper. Ganz nach persönlichem Empfinden können die Augen geschlossen werden.

Die Konzentration auf die Atmung beginnt, indem man versucht, den fließenden Wechsel zwischen der Ein- und der Ausatmung zu verfolgen. Die Einatmung wird in der Folge mehr in den Bauchraum gelenkt. Dies kann durch das Gefühl, »sich weit und rund zu atmen«, unterstützt werden. Gelingt es, ausschließlich mit der tiefen Bauchatmung zu atmen, ist keine Bewegung des Brustkorbes mehr zu spüren. Entschließt man sich, die kurze Entspannungspause abzubrechen, sollte dies nicht zu plötzlich erfolgen. Nach einem tiefen Durchatmen kann man sich räkeln und strecken, um wieder etwas Körperspannung aufzubauen.

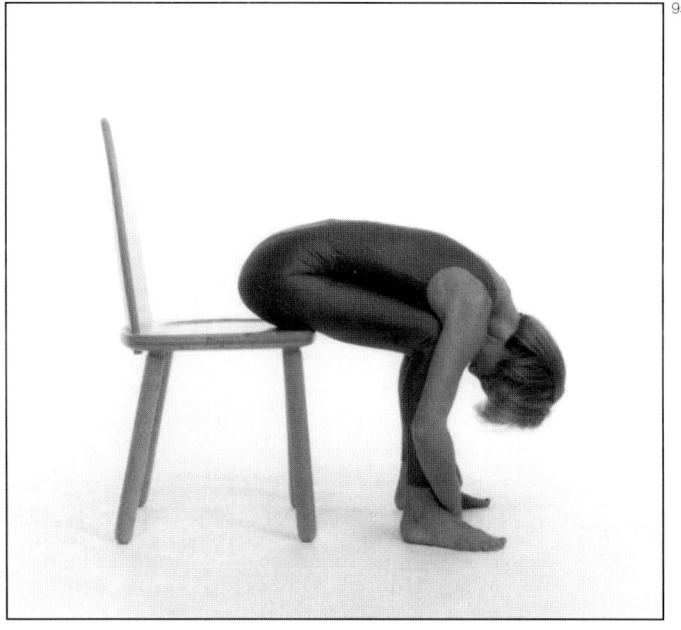

95

Abb. 95   Im Sitz an der vorderen Kante des Stuhles wird der Oberkörper auf die Oberschenkel abgelegt. Die Arme hängen locker zum Boden.

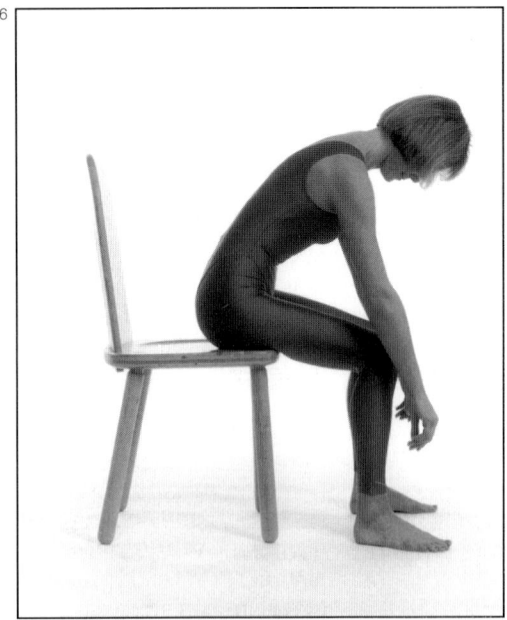

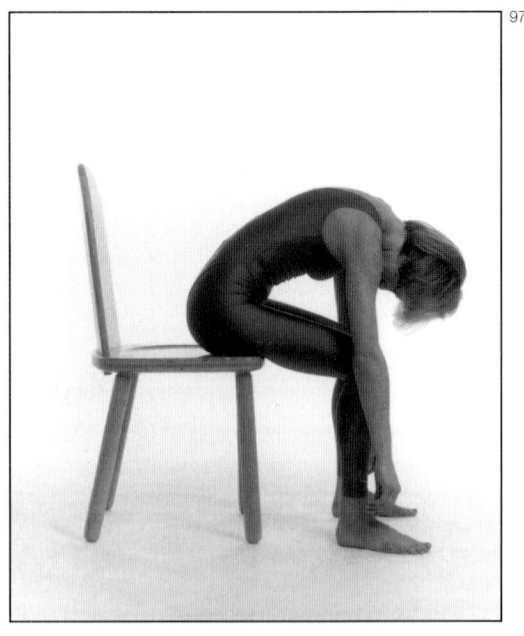

Abb. 96 und Abb. 97    Die
Aufrichtung zum Sitzen erfolgt
langsam Wirbel für Wirbel.

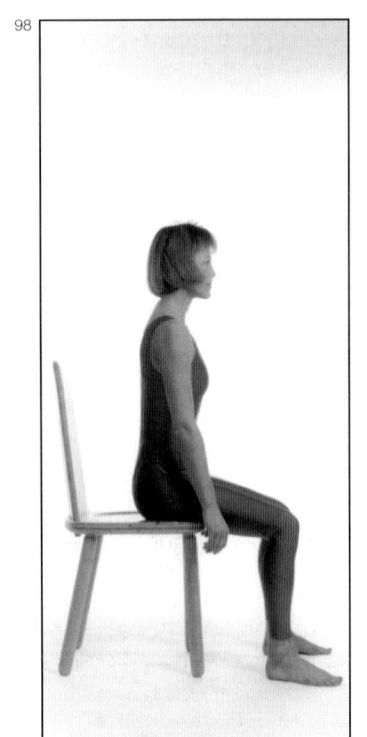

Abb. 98    Im stabilen Sitz ist
das Becken leicht gekippt
und die Brustwirbelsäule
aufgerichtet.

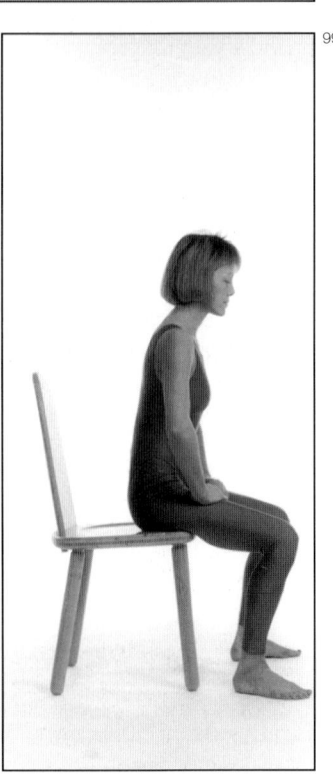

Abb. 99    Im Sitz sind die Füße
etwas mehr als hüftbreit aufgesetzt, die Hände liegen auf
den Oberschenkeln.

# Stabilisation

Während des längeren Sitzens fühlt man oft, wie die Muskelspannung nachläßt und man zu einer passiven Sitzhaltung neigt. Will man nicht gleich aufstehen und sich eine kleine Bewegungspause gönnen, kann man sich auch auf dem Stuhl etwas Spannung zurückholen.
Bei der ersten Beschreibung wird insbesondere die Aufrichtung der Brustwirbelsäule unterstützt.
Beide Hände sind dicht neben dem Gesäß so auf die Sitzfläche gelegt, daß der Rand umfaßt werden kann. Die Ellenbogengelenke sind leicht gebeugt. Durch den Druck der Handflächen gegen den Stuhl, bei gleichzeitiger Streckung der Ellenbogen, richtet sich der Oberkörper auf. Der Scheitel wird in Richtung der Decke geschoben, was das Aufrichten der Halswirbelsäule unterstützt. Der Blick ist gerade nach vorne gerichtet.
Diese Stabilisation kann auch gut mit dem Atemrhythmus gekoppelt werden. Dabei erfolgt mit der Einatmung die Anspannung und in der Ausatemphase das langsame Lösen.

Die Aufrichtung der Brustwirbelsäule und eine verstärkte Anspannung für den Schultergürtel wird durch eine veränderte Ausgangs-

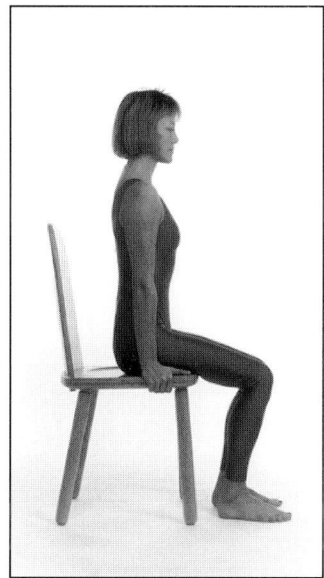

100

Abb. 100 Im stabilen Sitz stützen beide Hände neben dem Gesäß gegen den Stuhl und unterstützen das Aufrichten.

position der Arme erreicht. Die Hände sind ineinander verschränkt und an den Hinterkopf gelegt.
Die Ellenbogen werden langsam rückenwärts gezogen, die Brustwirbelsäule dabei etwas nach vorne geschoben. Die Aufrichtung erfolgt so kontrolliert, daß der Oberkörper nicht zurückgelehnt wird. In der erreichten Spannungsposition können noch zusätzlich die Schulterblätter in Richtung der Wirbelsäule gezogen werden, was die Aufrichtung nochmals verstärkt.

Auch diese Form der Stabilisation kann, wie zuvor, mit der Atmung gekoppelt werden.

Die Kontrolle über die aufgerichtete Wirbelsäule und den Oberkörper läßt sich auch folgendermaßen verbessern.
Dazu sind, wie zuvor, die Hände am Hinterkopf ineinander verschränkt. Während der Oberkörper etwas nach vorne geneigt wird, ziehen die Ellenbogen nach hinten in Richtung des Rückens. Der Blick wird dabei nach vorne zum Boden gesenkt. Die Bewegung des Rumpfes soll ausschließlich über die Hüftgelenke erfolgen. Dies kann erleichtert werden, indem man sich vorstellt, den Oberkörper »wie einen Block« zu bewegen. In der Endposition werden die Ellenbogen nochmals rückenwärts gezogen und somit die Spannung verstärkt.
Bei dieser Variante ist es meist günstiger, die Atmung fließen zu lassen, als diese mit der An- und Entspannung zu verbinden.

Eine sehr gezielte Stabilisation für den Schultergürtel erreicht man durch unterschiedliche Aktionen der Hände und der Arme. Hierzu ist jedoch etwas Vorstellungsvermögen erforderlich, da die Spannung durch eine gedachte Bewegung

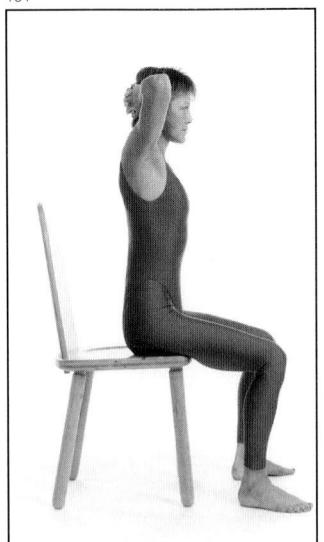

Abb. 101　Im stabilen Sitz sind beide Hände hinter dem Kopf verschränkt, die Füße sind etwas mehr als hüftbreit aufgesetzt.

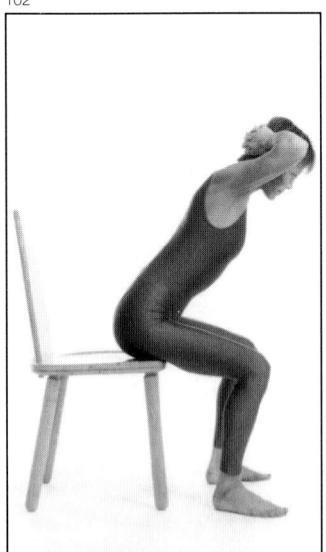

Abb. 102　Im stabilen Sitz sind beide Hände hinter dem Kopf verschränkt. Die Beugung erfolgt über die Hüftgelenke.

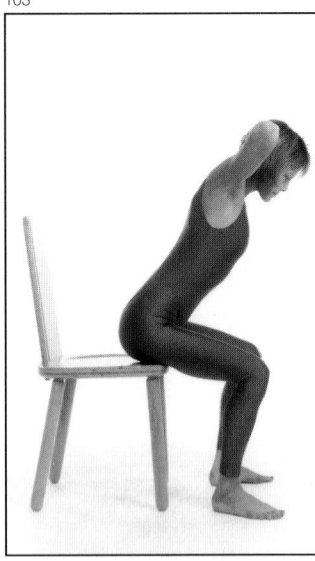

Abb. 103　Der Zug der Ellenbogen rückenwärts unterstützt die Aufrichtung der Brustwirbelsäule.

eingeleitet wird, die kaum sichtbar ist.

Im stabilen Sitz werden beide Arme auf die Höhe der Schultergelenke angehoben. Die Ellenbogen sind im rechten Winkel gebeugt, die Handflächen zeigen nach außen, die Fingerspitzen nach vorne. Der Blick ist geradeaus gerichtet. Die Spannung wird aufgebaut, indem die Oberarme und Ellenbogen etwas nach hinten gezogen werden. Dabei sollen sie auf der Höhe der Schultergelenke gehalten werden. Gleichzeitig ziehen beide Schulterblätter kräftig in Richtung der Wirbelsäule. In der Vorstellung, »gegen einen Türrahmen zu drücken«, schieben beide Hände nach außen, wobei nur eine sehr kleine Bewegung zustande kommt. Die Ellenbogen werden nicht gestreckt.

Fällt es schwer, diese gegenläufige Spannung zu erreichen, läßt man den Schub der Hände zunächst weg. In jedem Fall ist darauf zu achten, daß die Ellenbogen und Oberarme nicht unter die Schulterebene absinken.

Die Beteiligung unterschiedlicher Muskelgruppen kommt durch eine veränderte Anspannungsrichtung zustande. Dazu werden die Hände und die Arme auf die Körperdiagonale gebracht. Die Spannung wird wie zuvor aufgebaut. Dabei ist es wichtig, daß die Schulterblätter zur Wirbelsäule ziehen und die Handflächen nach außen schieben. Der Oberkörper bleibt während der Anspannung in der Ausgangsposition.

Um dies zu erleichtern, kann man sich vorstellen, ein Gummiband zu straffen, das über beide Handflächen läuft. Die Ellenbogen sollen auch in der Endposition leicht gebeugt bleiben.

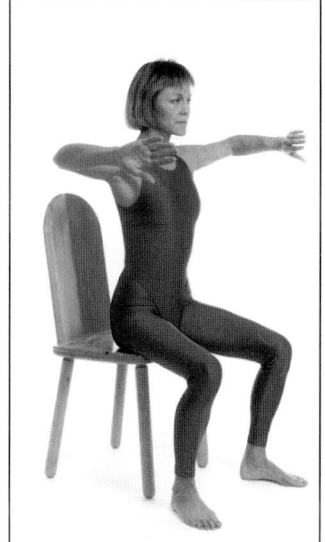

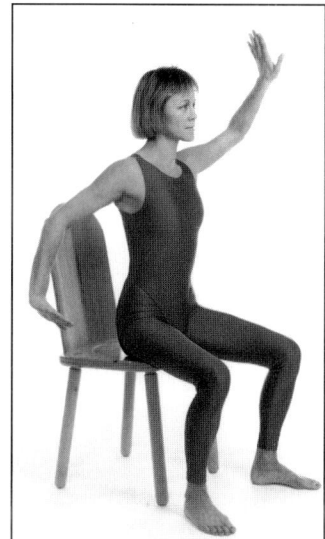

# Aktivierung

Entweder im Anschluß an die Stabilisationsformen oder auch dazwischen kann auch der Kreislauf auf einfache Art aktiviert werden.

Im stabilen Sitz auf dem vorderen Teil der Sitzfläche hängen beide Arme neben dem Körper zum Boden. Die Füße sind etwas mehr als hüftbreit aufgestellt. Während der Rumpf in der Ausgangsposition gehalten wird, fangen beide Arme an, in die gleiche Richtung zu schwingen. Von anfangs kleinen Bewegungsausschlägen steigert man den Schwung immer mehr. Der Oberkörper bleibt dabei weiter stabil gehalten.

Als Variation können die Arme auch gegengleich geschwungen werden. Dieser Bewegungsablauf wird genauso wie zuvor aufgebaut.

Abb. 104  Im stabilen Sitz werden beide Arme bei gebeugten Ellenbogen auf Schulterhöhe gehalten, die Handflächen zeigen nach außen.

Abb. 105  Im stabilen Sitz befinden sich die Arme mit leicht gebeugten Ellenbogen auf der Verlängerung einer Körperdiagonalen.

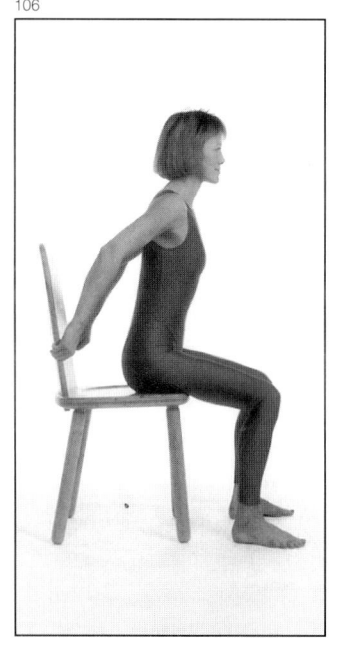

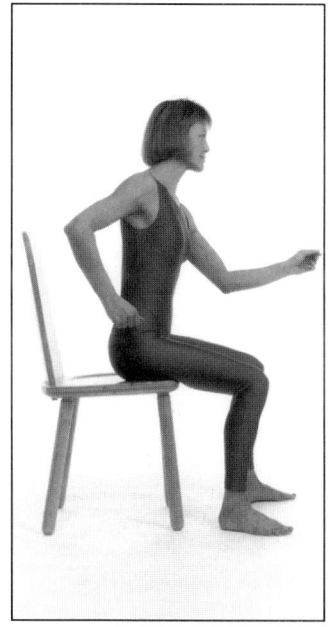

Abb. 106  Im stabilen Sitz werden beide Arme zugleich vor- und rückgeschwungen. Der Oberkörper bleibt dabei im Gleichgewicht.

Abb. 107  Im stabilen Sitz werden die Arme, wie beim Laufen, wechselseitig vor- und rückgeschwungen. Der Oberkörper bleibt dabei im Gleichgewicht.

# Aufstehen

Das Aufstehen von einem Stuhl kann, wie das Aufstehen von der Bettkante (siehe Seite 50), mit Unterstützung der Arme geschehen. Dazu werden im stabilen Sitz beide Hände dicht oberhalb der Kniegelenke aufgestüzt. Die Fingerspitzen zeigen zueinander, die Ellenbogen sind leicht gebeugt. Mit zunehmender Neigung des Oberkörpers stützen die Hände mit stärker gebeugten Ellenbogen kräftiger nach vorne gegen die Oberschenkel. Wenn das Gesäß die Sitzfläche verläßt, werden die Ellenbogen gestreckt und unterstützen die Aufrichtung des Oberkörpers. Während des gesamten Bewegungsablaufes kann der Rücken in seiner aufgerichteten Ausgangsposition gehalten werden, bis der aufrechte Stand erreicht ist.

Abb. 108   Im Sitzen werden beide Hände gegen die Oberschenkel gestützt, die Fingerspitzen zeigen zueinander. Der Oberkörper ist soweit nach vorne geneigt, daß die Ellenbogen leicht gebeugt sind.

Abb. 109   Mit dem Abheben des Gesäßes erfolgt die weitere Aufrichtung durch das Strecken der Beine und den Schub der Arme. Die Bewegung ist nach vorne gerichtet.

Abb. 110   Mit zunehmender Aufrichtung entfällt der Schub der Arme. Die Beine übernehmen das Gewicht.

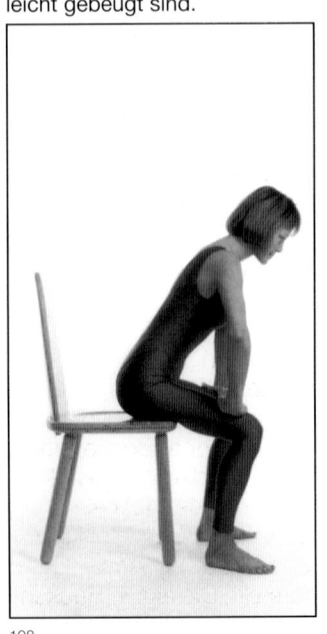 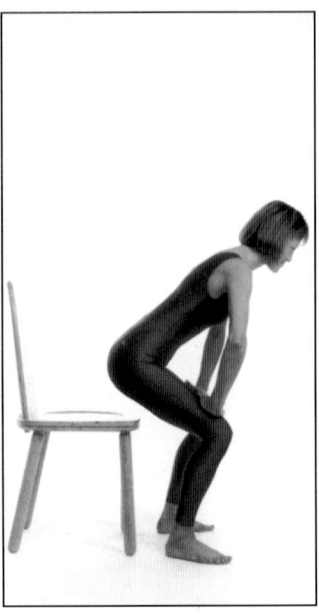 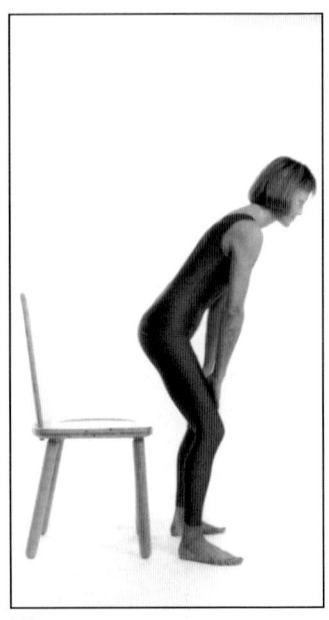

108

109

110

# Stehen an einer Wand

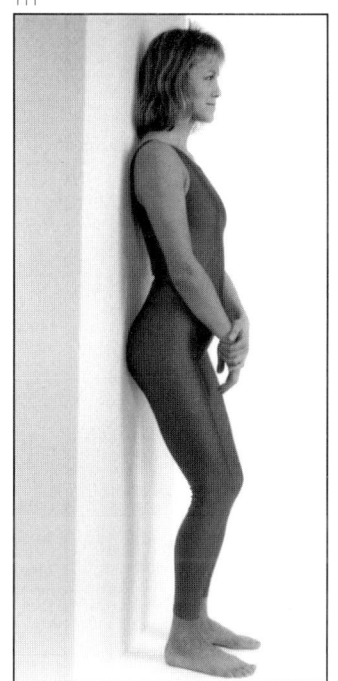

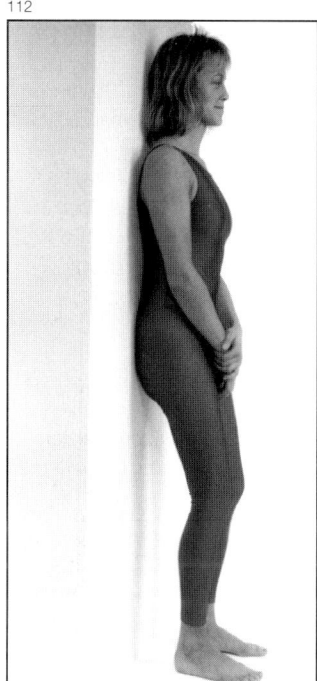

Im Laufe eines Tages finden sich immer wieder Möglichkeiten, um auch im Stehen etwas für die aufrechte Haltung zu tun. Dabei kann eine Wand als Kontaktfläche sehr hilfreich sein. Durch das Erspüren der Berührungspunkte des Körpers erhält man eine gute Rückmeldung über die Position der Wirbelsäule und des Beckens. Das Wechselspiel zwischen der Beckenkippung und der Beckenaufrichtung soll dabei als Einstieg dienen, sich nochmals die Abhängigkeit der Wirbelsäuleneinstellung von der Beckenposition bewußt zu machen. Man steht etwa eine Fußlänge von der Wand entfernt mit hüftbreiter Fußstellung und lehnt den Oberkörper gegen die Wand. Während das Gesäß und die Schultern den Kontakt zur Wand behalten, läßt man den Abstand zwischen der Lendenwirbelsäule und der Wand größer werden. Fehlt hierzu anfangs noch das nötige Bewegungsgefühl, kann man sich auch vorstellen, »den Bauch rund werden zu lassen«. Das Becken ist in der Endposition stark gekippt, und die Lendenwirbelsäule über ihre natürliche Krümmung hinaus

**Abb. 111**   Im aufrechten Stand an der Wand wird durch die Beckenkippung der Abstand von der Lendenwirbelsäule zur Wand vergrößert.

gestreckt. Die Gegenbewegung ist mit einer aktiven Bauch- und Gesäßmuskelspannung verbunden und führt zur Beckenaufrichtung und zu einer Flachstellung der Lendenwirbelsäule. In der Endposition kann, je nach der individuell vorhandenen Beweglichkeit, der untere Abschnitt des Rückens vollständigen Kontakt zur Wand bekommen. Die hierfür notwendige Muskelanspannung darf nicht dazu führen, daß

**Abb. 112**   Im aufrechten Stand an der Wand wird durch die aktive, kontrollierte Beckenaufrichtung die Lendenwirbelsäule flachgestellt.

die Luft angehalten wird. An dieser Stelle sei daran erinnert, daß weder die stark gekippte Beckenposition noch die flachgestellte Lendenwirbelsäule eine ideale Belastungsposition für den Bewegungsapparat darstellt. Die aktive Beckenbewegung soll vielmehr dazu dienen, unterschiedliche Einstellungen bewußt herbeizuführen und auch wahrzunehmen. Da das Becken eine wichtige »Schaltstelle der Bewegung« ist, kann dies eine entscheidende Hilfe sein, auf die individuellen Haltungsgewohnheiten Einfluß zu nehmen.

## Allgemeine Stabilisation

Gelingt der Wechsel zwischen Beckenkippung und Beckenaufrichtung gut, kann aus einer leicht veränderten Ausgangsposition die Anspannung für die stabilisierenden Muskelgruppen verstärkt werden. Die Füße sind etwas mehr als hüftbreit circa eine Fußlänge von der Wand entfernt gestellt. Das Gewicht ist gleichmäßig auf die gesamten Fußflächen verteilt, die Arme hängen locker neben dem Körper. Die Brustwirbelsäule und der Schultergürtel sind gegen die Wand gelehnt. Die Spannung wird aufgebaut, indem beide Handflächen Kontakt zur Wand aufnehmen und bei gestreckten Ellenbogen etwas dagegendrücken. Gleichzeitig wird durch den Bauch- und Gesäßmuskeleinsatz das Becken aufgerichtet und die Lendenwirbelsäule ebenfalls gegen die Wand gedrückt. Dabei ist darauf zu achten, daß der Schultergürtel sich nicht von der Wand löst. Sowohl der Spannungsaufbau als auch das Lösen der Anspannung soll langsam erfolgen und bewußt mitgedacht wer-

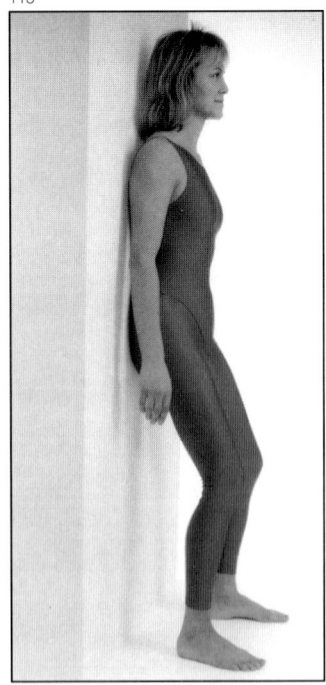

Abb. 113 Im aufrechten Stand bei etwas mehr als hüftbreiter Fußstellung wird die Lendenwirbelsäule gegen die Wand gedrückt.

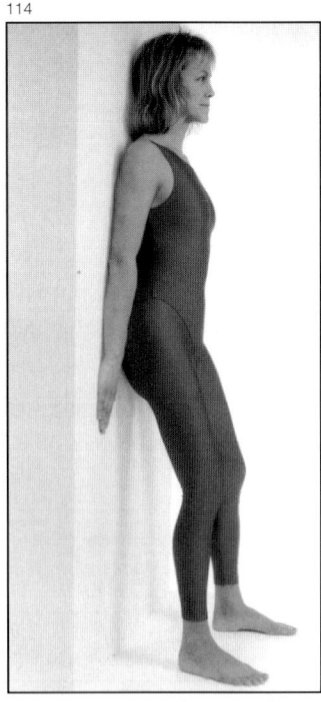

Abb. 114 Im aufrechten Stand wird die Stabilisation durch den bewußt kontrollierten Einsatz der Hände und der Arme verstärkt.

den. Die Koppelung der Atmung mit dem Bewegungsfluß stellt eine sinnvolle Ergänzung dar und gewährleistet, daß es zu keiner Preßatmung kommt. Diese ist in jedem Fall zu vermeiden, da sie sich auch negativ auf die Blutdruckregulation auswirkt. Hierzu wird in der Phase der Beckenaufrichtung ausgeatmet und mit dem Lösen der Spannung eingeatmet.

Eine weitere Steigerung der Stabilisation ist folgender-

maßen zu erreichen. Die Füße werden wieder hüftbreit etwa einen halben Schritt von der Wand entfernt aufgesetzt. Der Rücken sollte so gegen die Wand gelehnt sein, daß die Kniegelenke nicht ganz rechtwinkelig gebeugt sind. Bedingt durch diese Ausgangsposition ist eine vermehrte Anspannung der Beinmuskulatur notwendig. Dies kann zu Beginn die Beckenbewegung behindern. Deshalb sollte der Wechsel zwischen gekipp-

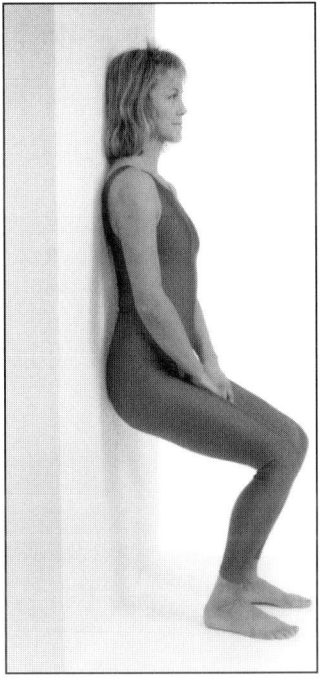

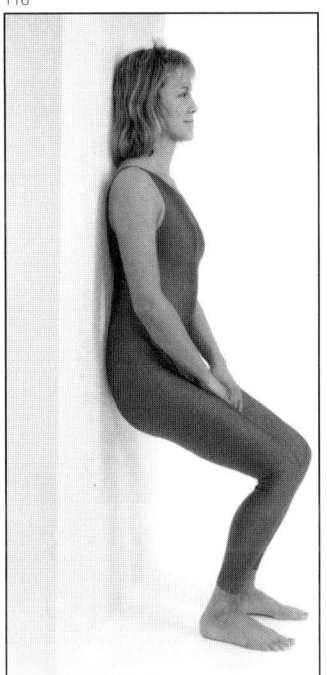

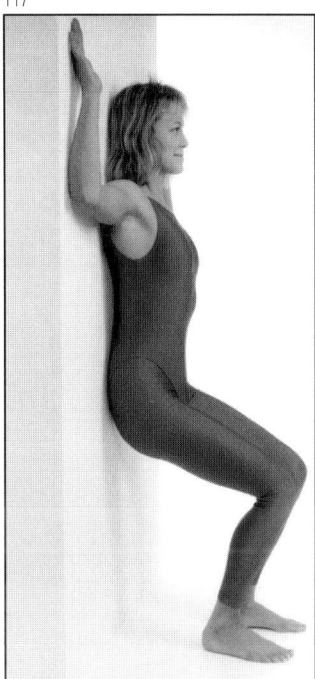

Abb. 115  Bei nicht ganz rechtwinkelig gebeugten Kniegelenken, mit dem Rücken gegen die Wand gelehnt, wird das Becken gekippt.

Abb. 116  Bei nicht ganz rechtwinkelig gebeugten Kniegelenken, mit dem Rücken an die Wand gelehnt, wird das Becken aufgerichtet und die Lendenwirbelsäule flachgestellt.

Abb. 117  Bei nicht ganz rechtwinkelig gebeugten Kniegelenken, mit dem Rücken an die Wand gelehnt, wird die Stabilisation durch den Einsatz der Arme verstärkt.

ter und aufgerichteter Position zunächst in dieser Stellung probiert werden. Gelingt dies mühelos, wird noch mehr Spannung über den Einsatz der Hände und der Arme erreicht. Hierzu werden die Arme bei rechtwinkelig gebeugten Ellenbogen im rechten Winkel zum Oberkörper gehalten. Die Handrücken und die Arme sind gegen die Wand gelegt, der Hinterkopf hat ebenfalls leichten

Kontakt. Mit der Aufrichtung des Beckens drücken zunächst die Schultern, dann die Arme und zuletzt die Hände gegen die Wand. Wird in der Endposition das Becken nicht ausreichend stabilisiert, kann der Druck der Arme eine Ausweichbewegung der Wirbelsäule bewirken. Die Kraft sollte deshalb so dosiert eingesetzt werden, daß es gelingt, auch den unteren Anteil des Rückens gegen

die Wand zu halten. Mit dem Beginn der Beckenkippung wird die Spannung der Arme und des Schultergürtels wieder gelöst. Nach einiger Übung kann die Atmung wie bei der vorangegangenen Ausführungsform mit der An- und Entspannung kombiniert werden. In jedem Fall ist darauf zu achten, daß die Luft nicht angehalten wird, sondern die Atmung normal weiterfließt.

## Gezielte Dehnung für den Schultergürtel

Die folgende Dehnung zielt auf eine Muskelgruppe, die häufig mit Haltungsproblemen im Bereich der Brustwirbelsäule in Zusammenhang gebracht wird. Sie stellt eine sinnvolle und oft notwendige Ergänzung zu den hier vorgestellten Stabilisationsformen dar.
In leichter Schrittstellung neben einer Wand wird der näher zur Wand stehende Fuß nach vorne gesetzt. Die gleichseitige Hand und der Unterarm wird so aufgestützt, daß der Ellenbogen sich ungefähr in Schulterhöhe befindet. Der Unterarm liegt an der Wand an. Zur Einleitung der Dehnung dreht sich der gesamte Oberkörper wie ein »Block« von der Wand weg, wobei das Schultergelenk nicht mit nach vorne genommen wird. Auf eine ausreichende Stabilisation der Wirbelsäule ist ebenfalls zu achten, eine Ausweichbewegung in die Hohlkreuzposition ist also zu vermeiden. Die Wirkung der Dehnung auf unterschiedliche Anteile der Muskulatur kann verändert werden, indem der Unterarm und die Hand etwas höher als das Schultergelenk angelegt werden. Die so möglichen Variationen sollten bei regelmäßiger Wiederholung immer wieder ausprobiert werden.

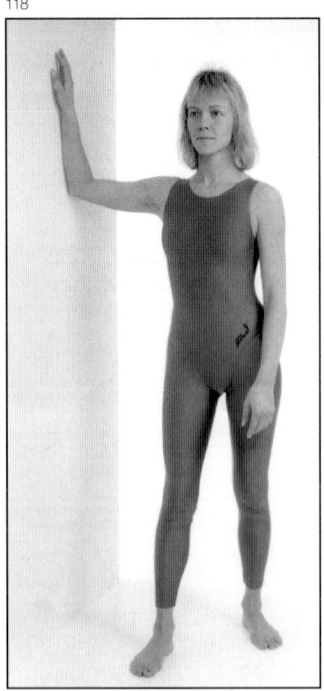

Abb. 118   Im aufrechten Stand seitlich zu einer Wand wird der Unterarm so angelegt, daß der Ellenbogen sich in Schulterhöhe befindet.

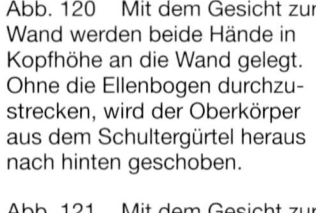

Abb. 120   Mit dem Gesicht zur Wand werden beide Hände in Kopfhöhe an die Wand gelegt. Ohne die Ellenbogen durchzustrecken, wird der Oberkörper aus dem Schultergürtel heraus nach hinten geschoben.

Abb. 121   Mit dem Gesicht zur Wand sinkt der Oberkörper zwischen die stützenden Arme nach vorne. Die Ellenbogen geben nur wenig in Beugung nach.

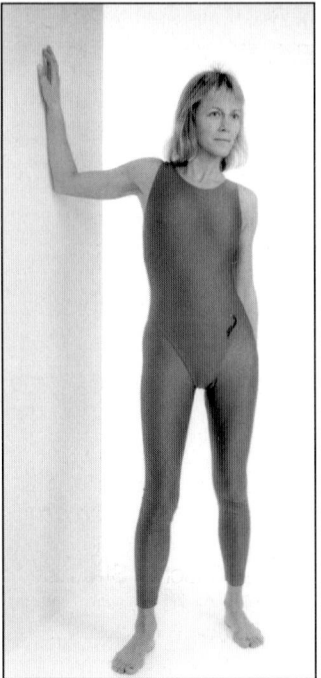

Abb. 119   Der Oberkörper wird vom angelegten Arm weggedreht, die Wirbelsäule bleibt dabei aufgerichtet.

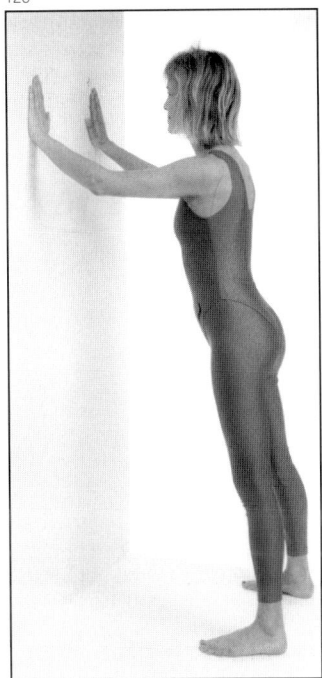

120

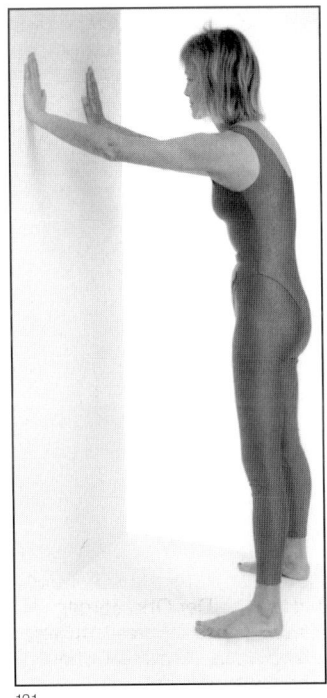

121

## Gezielte Stabilisation für den Schultergürtel

Eine in ihrem Bewegungsablauf sicher ungewöhnliche Form stellt die folgende Stabilisation dar. Mit dem Gesicht zur Wand wird der Abstand so gewählt, daß die Hände bei nur wenig gebeugten Ellenbogen gegen die Wand gestützt werden können. Die Beine sind leicht gegrätscht, der Blick ist zwischen die Hände gerichtet. Ohne die Ellenbogen durchzustrecken, wird die Brustwirbelsäule etwas nach hinten geschoben, der Rücken ist dabei leicht gerundet. Aus dieser Spannungsposition läßt man den Oberkörper zwischen die stützenden Arme langsam nach vorne in Richtung der Wand sinken. Die Ellenbogen geben dabei nur wenig nach. Mit dem »Nach-vorne-Sinken« wandern beide Schulterblätter zur Wirbelsäule. Das läßt sich wie ein Einklemmen der Haut zwischen den Schulterblättern spüren. Die Bewegung soll so kontrolliert werden, daß es zu keiner Hohlkreuzposition kommt. Während der nun wieder folgenden Anspannung wandern beide Schultergelenke nach vorne, die Schulterblätter entfernen sich von der Wirbelsäule. Die gewünschte Stabilisation wird nicht erreicht, wenn nur die Ellenbogen gebeugt und gestreckt werden.

# Im freien Stand

Auch ohne die Hilfe einer Wand ist es möglich, durch einfache Spannungsformen die stabilisierenden Muskelgruppen zu aktivieren. Dies kann als aktive Pause in Abwechslung zum Sitzen geschehen, aber ebenso bei stehender Tätigkeit einseitige Haltungsmuster unterbrechen. Die beschriebenen Vorschläge sind, ebenso wie die voranstehenden, in ihren Bewegungsabläufen nicht ganz unauffällig, was möglicherweise etwas Überwindung erfordert, sie auch tatsächlich vor den Augen anderer umzusetzen. Dies sollte jedoch niemanden daran hindern, es einfach einmal zu probieren. Vielleicht regt dies ja auch zum Nachmachen an.

## Körperspannung

Im aufrechten Stand sind die Füße etwas mehr als hüftbreit aufgesetzt. Die Kniegelenke sind leicht gebeugt, das Gewicht wird so verteilt, daß die Fußsohlen gleichmäßig belastet sind. Die Arme hängen zunächst locker neben dem Körper.
Die Anspannung wird eingeleitet, indem die Hände und die Arme so gedreht werden, daß zunächst beide Daumen vom Körper wegzeigen. Die Drehung wird fortgeführt, indem man die Daumen nach hinten

und die Handflächen nach außen zeigen läßt. Die so erreichte Außendrehung in den Schultergelenken hat eine aufrichtende Wirkung auf die Brustwirbelsäule, die aktiv unterstützt werden soll. Das geschieht, indem man den Brustkorb nach vorne anhebt und den Scheitel in Richtung der Decke schiebt. Eine Ausweichbewegung der Lendenwirbelsäule in die Hohlkreuzposition wird durch eine Bauch- und Gesäßmuskelspannung gebremst. Die Anspannung der Gesäßmuskeln kann durch die Aktion »Pobacken zusammenkneifen« erreicht werden. Eine verbesserte Stabilisation des Schultergürtels wird erzielt, indem man die Schulterblätter in Richtung Wirbelsäule zieht. Während der Anspannung bleiben die Kniegelenke gebeugt und die Fußsohlen gleichmäßig belastet.

Bereitet es Schwierigkeiten, den Schultergürtel in die Stabilisation mit einzubeziehen, kann dies durch die folgende Variation der Ausgangsposition erleichtert werden.
Bei hüftbreiter Fußstellung mit leicht gebeugten Kniegelenken werden die Hände ineinander verschränkt und an die Auflagefläche des Kopfes gelegt. Die Arme zeigen zunächst nach vorne. Während die Ellenbogen langsam rückenwärts

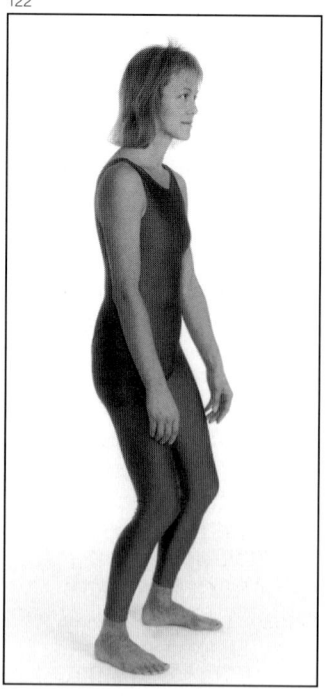

Abb. 122   Im aufrechten Stand bei leicht gebeugten Kniegelenken sind die Fußsohlen gleichmäßig belastet. Die Beine sind etwas mehr als hüftbreit gegrätscht.

Abb. 124   Im aufrechten Stand bei leicht gebeugten Kniegelenken werden die Hände ineinander verschränkt und an den Hinterkopf gelegt.

Abb. 125   Im aufrechten Stand wird die Stabilisation durch den Einsatz der Arme und der Schulterblätter verstärkt.

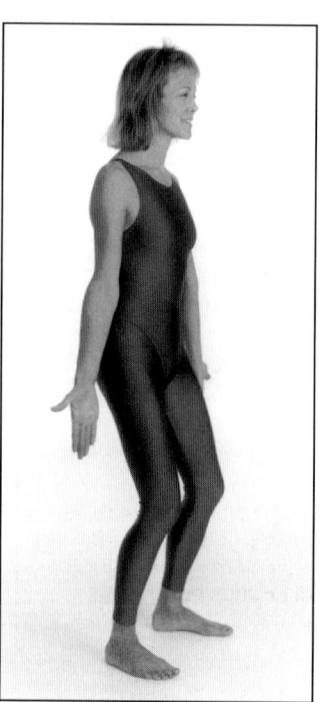

Abb. 123   Im aufrechten Stand bei leicht gebeugten Kniegelenken wird die Stabilisation durch den Einsatz der Hände und der Arme unterstützt.

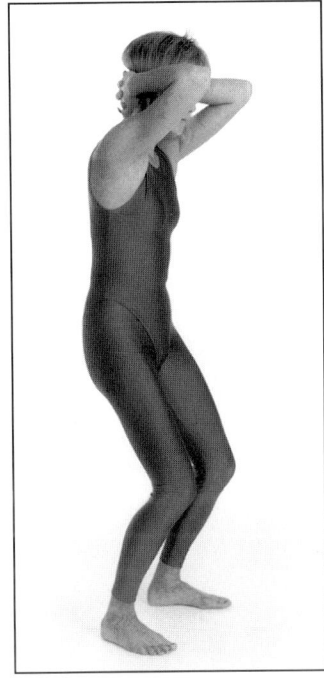

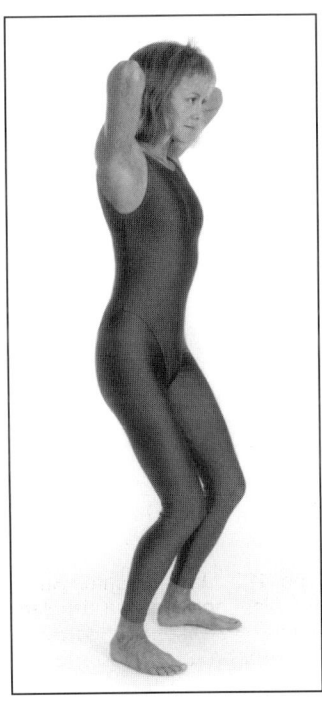

gezogen werden, kontrolliert die Bauchmuskelspannung die Position des Beckens. Wird die Anspannung deutlich wahrgenommen, ziehen die Schulterblätter noch zusätzlich in Richtung Wirbelsäule.

In den beschriebenen beiden Beispielen wird zwar der gesamte Bewegungsapparat in den Aufbau der Körperspannung einbezogen, im Vordergrund steht jedoch mehr die Muskulatur des Schultergürtels. Um die Anspannung der Bauch- und Rumpfmuskulatur mehr zu betonen, ist folgende Ergänzung sinnvoll.

Im aufrechten Stand bei etwas mehr als hüftbreiter Fußstellung werden beide Kniegelenke soweit gebeugt, daß die Hände bei leicht gebeugten Ellenbogen auf die Oberschenkel

gestützt werden können. Die Handflächen befinden sich dicht oberhalb der Kniegelenke, die Fingerspitzen zeigen zueinander. Durch den Schub der Hände gegen die Oberschenkel beginnt die Anspannung. Um auch wirklich die Bauchmuskulatur anzusprechen, kann dabei der Rücken leicht gerundet sein. Zugleich wird die Brust- und Halswirbelsäule aufgerichtet, indem man sich vorstellt, an einem Marionettenfaden, der am Kopf befestigt ist, in die Länge gezogen zu werden. Um eine Behinderung der Atmung zu vermeiden, ist es angebracht, in die Anspannung auszuatmen und während der Einatmung locker zu lassen. Dies ergibt zugleich den Rhythmus für den Wechsel zwischen Spannung und Entspannung.

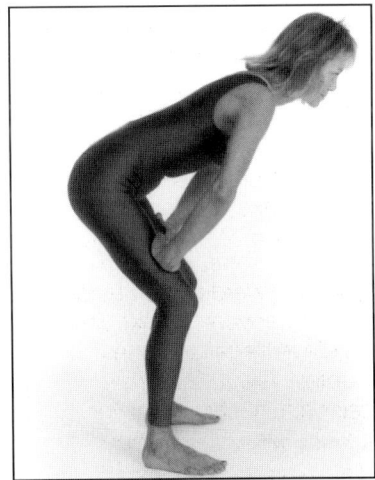

Abb. 126    Im Stand wird der Oberkörper soweit nach vorne genommen, bis die Hände bei leicht gebeugten Ellenbogen auf die Oberschenkel gestützt sind. Die Fingerspitzen zeigen zueinander.

# Tiefe Atmung

Die bewußte Beeinflussung der Atmung in Verbindung mit der muskulären An- und Entspannung oder einfachen Bewegungsmustern kann eine äußerst anregende und erfrischende Wirkung haben. Dazu muß das Spannen und Lösen beziehungsweise der Bewegungsablauf fließend beherrscht werden. Aus diesem Grund sollten die folgenden beiden Beispiele zunächst ohne die gezielte Atmung geübt werden. In jedem Fall ist darauf zu achten, daß die Luft nicht angehalten wird.

Die Füße sind etwas mehr als hüftbreit gestellt, die Fußsohlen gleichmäßig belastet. Nun werden beide Arme parallel zum Boden ausgestreckt, der Oberkörper gebeugt und ein wenig nach vorne abgesenkt. Dabei sollte das Gewicht weder nach vorne, noch nach hinten verlagert werden. Dies kann durch den Druck, der an den Fußsohlen wahrnehmbar ist, gut kontrolliert werden. Die Kniegelenke werden leicht gebeugt und der Blick zwischen die Füße gerichtet. Während nun beide Hände kräftig nach vorne schieben, gibt der Rücken weiter in die Rundung nach. Zugleich wird die Bauchmuskulatur gespannt. Dabei kann man sich vorstellen,

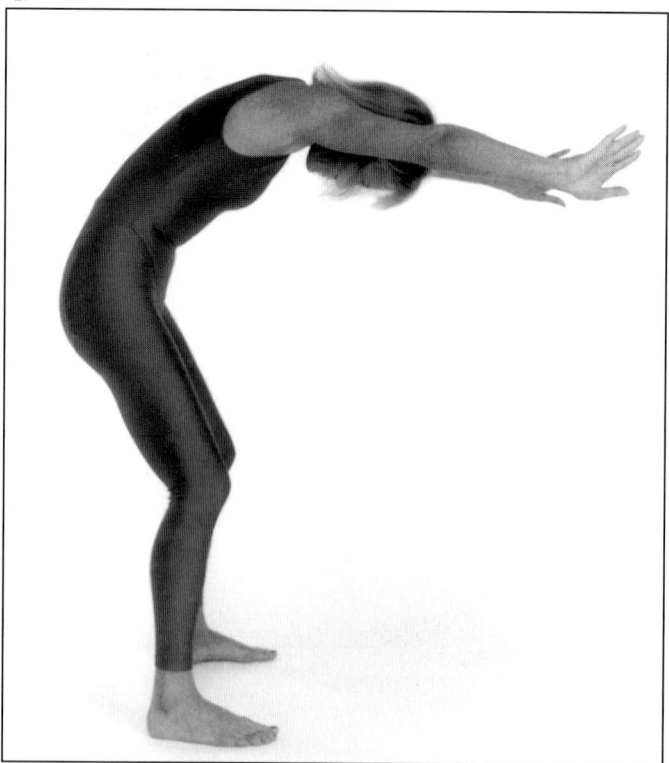

Abb. 127    Im Stand bei leicht gebeugten Kniegelenken werden beide Arme nach vorne gestreckt, der Rücken wird dabei rund.

»den Bauchnabel in sich hineinzuziehen«.
Ohne den Oberkörper anzuheben, wird die Gegenbewegung eingeleitet. Beide Hände werden neben das Gesäß geführt, die Fingerspitzen zeigen zum Körper, die Handflächen nach hinten. Die Kniegelenke bleiben immer noch etwas gebeugt. Während die Hände in der gedachten Verlängerung der Wirbelsäule vom Körper weg schieben, wird der Kopf mit dem Scheitel nach vorne gestreckt. Der Blick ist nun schräg nach unten zum Boden gelenkt. Durch die erreichte Anspannung wird die gesamte Wirbelsäule aufgerichtet.
Gelingt der fließende Wechsel zwischen den beiden Positionen, wird die bewußte Atmung hinzugenommen. Die Intensität sowohl der muskulären Spannung als auch der Atemtiefe soll

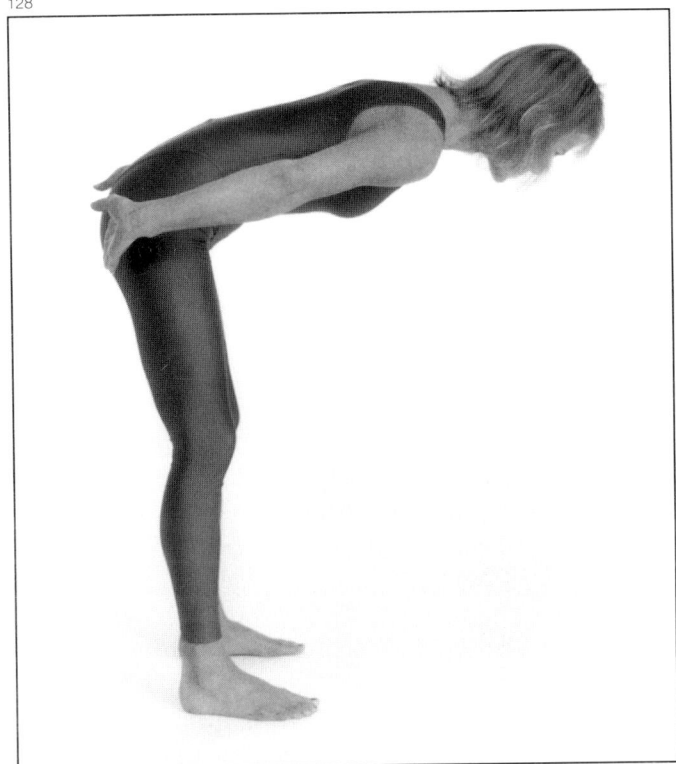

chen Beanspruchung der Rückenstreckmuskulatur. Wenn diese den Oberkörper nicht ausreichend stabilisieren kann oder aus anderen Gründen, zum Beispiel bei Übergewicht, Schwierigkeiten auftauchen, ist möglicherweise die folgende Variante einfacher auszuführen.

Im aufrechten Stand, bei etwas mehr als hüftbreiter Fußstellung, werden die Kniegelenke leicht gebeugt. Beide Hände werden zu Fäusten geballt und vor dem Oberkörper in Höhe des Bauchnabels zueinandergeführt. Der Oberkörper wird nur so weit nach vorne gebracht, daß die Schultergelenke sich über den Kniegelenken befinden. Der Rücken ist leicht gerundet, die Ellenbogen zeigen dabei nach außen. Hier kann die Vorstellung hilfreich sein, daß man den Oberkörper etwas »einrollt«. In der Gegenbewegung werden beide Schultergelenke rückenwärts gezogen, während man sich vorstellt, mit den geschlossenen Fäusten etwas auseinanderzuziehen. Die Brustwirbelsäule wird dabei aufgerichtet, die Lendenwirbelsäule kommt zugleich in eine Position, die ihrer natürlichen Krümmung entspricht. Der Kopf wird in Verlängerung des Rückens mit dem Scheitel nach oben geschoben. Die Stel-

Abb. 128    Im Stand bei leicht gebeugten Kniegelenken werden beide Arme in Verlängerung der Wirbelsäule nach hinten geschoben. Bei stabilisiertem Oberkörper wird die Halswirbelsäule aufgerichtet.

langsam gesteigert werden. Insbesondere die Phase der Ausatmung darf nicht plötzlich zu stark betont werden.

Mit dem Rundwerden und dem Schub der Hände nach vorne soll nun ausgeatmet werden. Die Bauchmuskelspannung unterstützt dabei insbesondere die letzte Phase der Ausatmung. Beginnt nun die folgende Einatmung, wird die Position langsam gewech-

selt. Im Verlauf der weiteren Einatmung wird die Anspannung gesteigert. Wenn es auf Anhieb gelingt, sollte der Einatemstrom in den Bauchraum gelenkt werden. Ansonsten versucht man, dies langsam zu erreichen. Dazu ist es unbedingt notwendig, die Bauchmuskelspannung zu lösen und den Bauch etwas rund werden zu lassen.

Bei dieser Ausführungsform kommt es zu einer deutli-

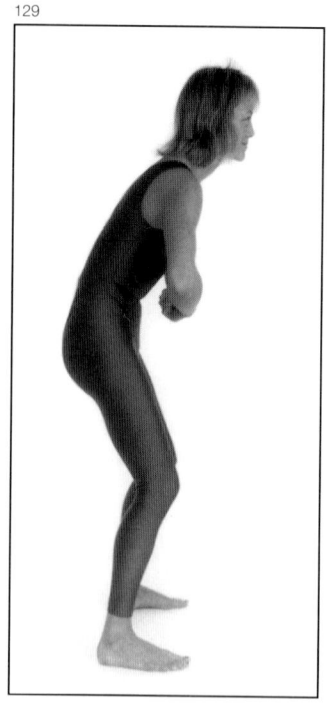

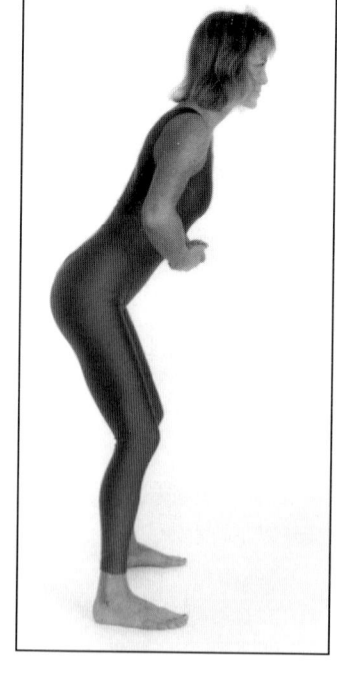

Abb. 129 Im Stand bei leicht gebeugten Kniegelenken werden die zu Fäusten geballten Hände vor dem Oberkörper zusammengeführt. Der Rücken ist gerundet.

Abb. 130 Im Stand bei leicht gebeugten Kniegelenken ziehen die zu Fäusten geballten Hände nach außen. Die Brustwirbelsäule wird aufgerichtet, die Lendenwirbelsäule gibt etwas nach.

lung der Füße und der Beine bleibt unverändert. Die Verbindung mit der Aus- und Einatmung geschieht wie zuvor. Das Runden des Rückens ist mit dem Ausatmen, das Aufrichten mit dem Einatmen verbunden.

In den zuletzt beschriebenen Anleitungen sollte die gezielte, bewußte Atmung in Verbindung mit der Muskelspannung und einer dosierten Bewegung in Einklang gebracht werden. Daß dies einiger Gewöhnung bedarf, wurde bereits erwähnt. Erfahrungsgemäß gelingt die Durchführung nach einiger Übungszeit gut. Hat man gelernt, etwas in sich hineinzuhorchen, ist die Wirkung ebenfalls sehr deutlich nachvollziehbar. Die Atmung ist eine der Körperfunktionen, die in der Regel ohne unseren Willen abläuft. Wir können sie aber auch sehr leicht und bewußt beeinflussen. Die Wechselwirkungen zwischen Atmung, Spannung und Bewegung können dabei sehr vielfältig sein. Die im bisherigen Praxisteil immer wieder zu findende Aufforderung, die Atmung bewußt mit einzubeziehen, steht deshalb auch in Verbindung mit der Grundkonzeption dieses Buches. Sie ist eine weitere Möglichkeit, Zugang zu unserem Körper zu finden, indem wir ihn auf eine Art wahrnehmen, die uns bisher möglicherweise verschlossen war.

## Bücken und Heben

Das Bücken zum Boden und das Anheben von Lasten gehört zu den häufigen Alltagsbewegungen. Da bei diesen Bewegungsabläufen auch immer die Wirbelsäule mitbeteiligt ist, kann sie verstärkten Belastungen ausgesetzt sein. Dies geschieht meist dann, wenn, wie auf der Abbildung 131 gezeigt, der Oberkörper als ein langer Hebel eingesetzt wird. Der so entstehende Lastarm wirkt insbesondere auf die Lendenwirbelsäule schädlich. Die hierbei entstehende Fehlbelastung für die Bandscheiben steigt in Abhängigkeit von dem angehobenen Gewicht rapide an. Eine sinnvolle Alternative, die beim Bücken zu kleineren Gegenständen angewendet werden kann, ist in der Abbildung 132 dargestellt. Hier wird der Lastarm Oberkörper zusätzlich durch einen Unterarm abgestützt, der auf dem vorderen gebeugten Bein aufgelegt ist. Die Hebelwirkung auf die unteren Anteile des Rückens kann weiter verrin-

gert werden, wenn beide Kniegelenke gebeugt sind.

Beim Anheben von größeren Lasten ist es wiederum sinnvoll, den Lastarm möglichst kurz und die Belastung für die Wirbelsäule somit gering zu gestalten. Das kann wie zuvor durch das Beugen der Kniegelenke geschehen. Die für die Aufrichtung notwendige Kraft kann dann zu einem großen Anteil auch von der Beinmuskulatur erbracht werden. Sind die Kniegelenke dagegen gestreckt, muß die Rückenmuskulatur

die gesamte Hubarbeit leisten.
Stellt man die Füße zusätzlich mehr als hüftbreit und möglichst dicht an den zu hebenden Gegenstand, verkürzt sich der Lastarm und verringert sich die Belastung nochmals.
Auch in diesem Zusammenhang sei nochmals an die Atmung erinnert, da man gerade bei Hebe- und Tragebelastung zur Preßatmung neigt. Gelingt es nicht, die Atmung unbehindert fließen zu lassen, sollte man versuchen, während der Belastung auszuatmen.

Abb. 131 **Fehlerbild:** Das Bücken zum Boden bei gestreckten Kniegelenken ist für die Wirbelsäule belastend.

Abb. 132 Das Bücken bei gebeugten Kniegelenken mit abgestütztem Oberkörper entlastet die Wirbelsäule.

Abb. 133 Beim Anheben von Lasten soll das Gewicht zum Körper gebracht werden. Die Aufrichtung erfolgt mit der Beinmuskulatur.

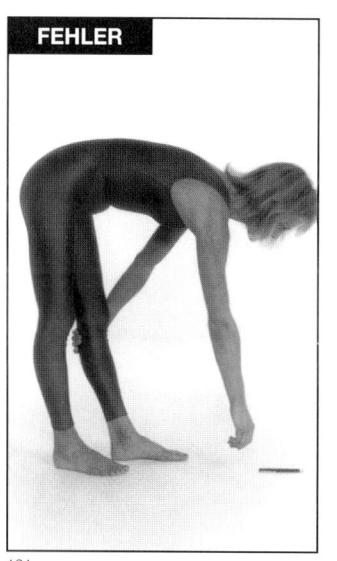

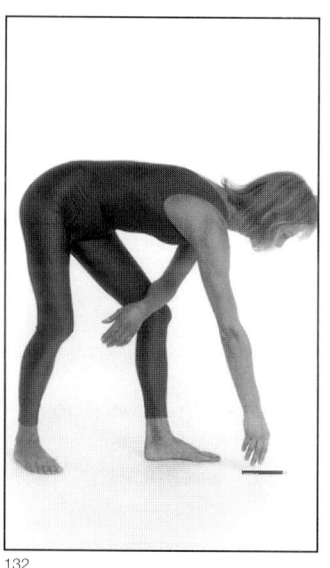

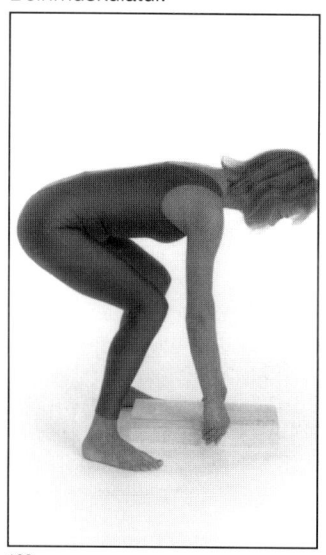

131

132

133

# Stabilisations- und Mobilisationsprogramm

Der voranstehende praktische Teil beschreibt typische alltägliche Situationen, in denen wir unseren Bewegungsapparat unterschiedlichen Beanspruchungen aussetzen. Dabei wurde der Versuch unternommen, Möglichkeiten aufzuzeigen, den Bewegungsalltag weniger belastend zu gestalten.

Im Mittelpunkt stand dabei das Interesse, unabhängig von einer typischen Übungssituation, wie man sie etwa in einer Gymnastikstunde antrifft, die aufrechte Haltung positiv zu beeinflussen.
Um aber auch die Möglichkeit zu bieten, zusammenhängend einige Übungen auszuführen, ist im folgenden eine Übungssammlung beschrieben. Die einzelnen Teile dieses Programmes sind in ihrer Wirkung aufeinander abgestimmt. So werden die Muskelgruppen

abwechselnd hinsichtlich ihrer Kraft und ihrer Dehnfähigkeit beansprucht.
Es besteht aber durchaus auch die Möglichkeit, einzelne Übungen auszuwählen und diese nach und nach zu ergänzen oder durch andere auszutauschen. Für die praktische Durchführung gelten die gleichen Hinweise wie für den Hauptteil dieses Buches (vergleiche hierzu Seite 29).

## Übung 1
In der Rückenlage umfassen beide Hände das Kniegelenk eines Beines und beugen es an. Das andere Bein bleibt gestreckt liegen. Die Beugung wird durch den Zug der Hände verstärkt, bis der Oberschenkel den Oberkörper berührt. Die Zehenspitzen des gestreckten Beines ziehen in Richtung der Kniescheibe, während die Ferse gegen die Unterlage gedrückt wird.

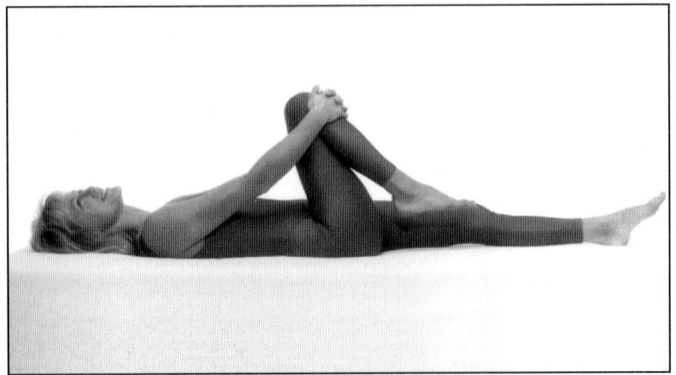

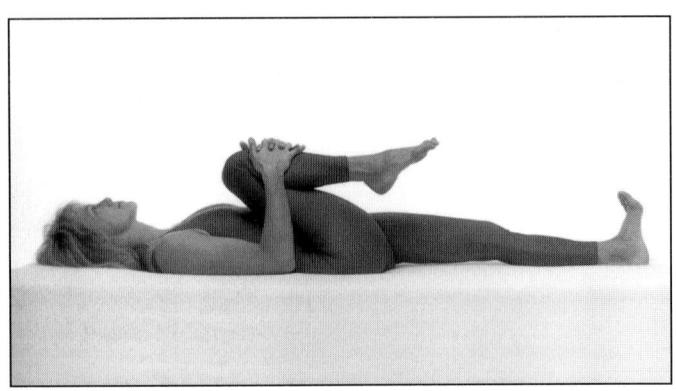

### Übung 2

In der Rückenlage sind beide Beine so angebeugt,
daß die Unterschenkel parallel zur Unterlage eingestellt sind. Die Hände liegen
neben dem Gesäß.
Mit der Ausatmung wird der
Kopf abgehoben und der
Blick zu den Kniegelenken
gerichtet. Die Hände und
die Arme werden zugleich
in Richtung der Füße
geschoben. Mit dem Ende
der Ausatmung wird die
Ausgangsposition wieder
eingenommen.

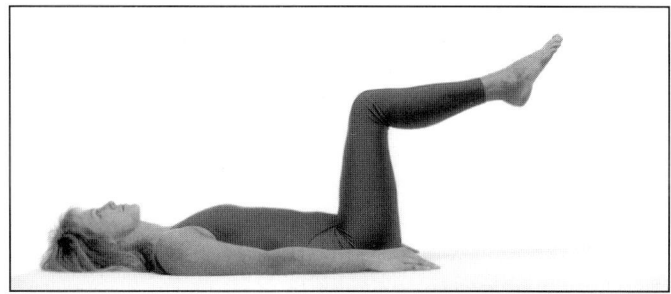

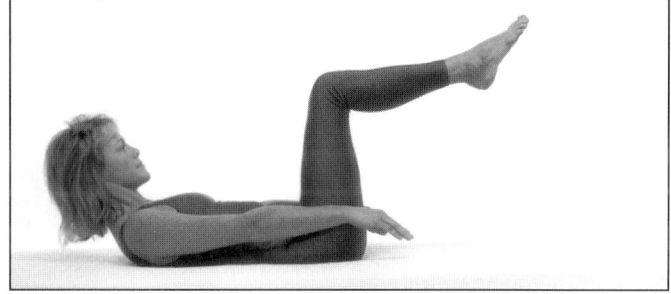

### Übung 3

In der Rückenlage fassen
beide Hände von außen in
die Kniekehlen und beugen
beide Beine an. Mit der
Ausatmung wird die Beu-
gung verstärkt, wobei sich
die Bewegung auch auf
das Becken übertragen
kann. Mit der Einatmung
kehrt man in die Ausgangsposition zurück.

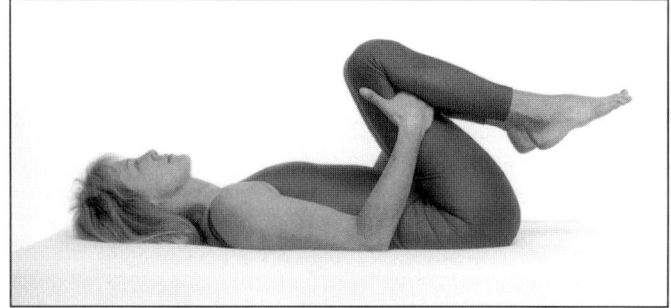

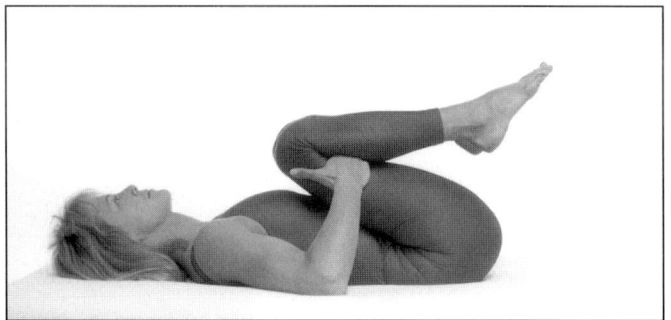

## Übung 4

In der Rückenlage werden beide Beine angestellt und die Hände bei rechtwinkelig gebeugten Ellenbogen über dem Kopf abgelegt. Beide Kniegelenke sinken nach außen ab und werden möglichst locker gelassen. Die entstehende Zugwirkung kann sich auf die Wirbelsäule übertragen und sollte nicht durch eine bewußte Bauchmuskelanspannung unterbrochen werden.

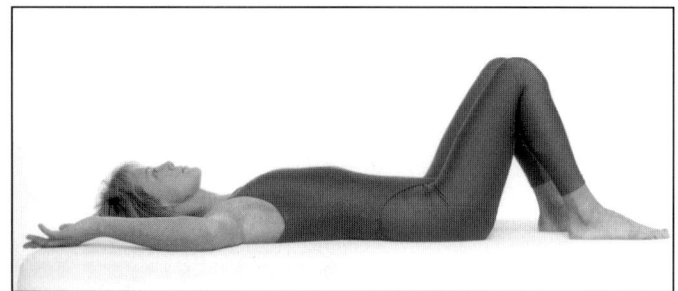

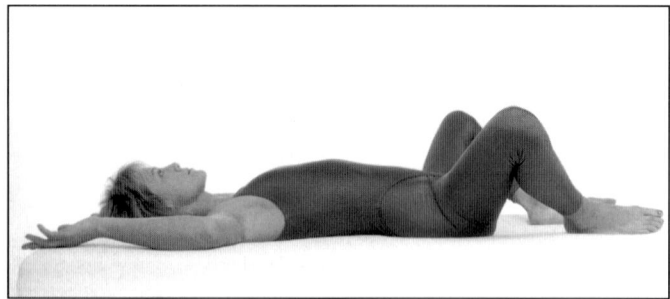

## Übung 5

In der Rückenlage werden beide Beine angestellt, die Hände liegen neben dem Gesäß. Zunächst ziehen die Zehenspitzen in Richtung der Schienbeine, während die Fersen schräg nach unten in die Unterlage drücken. Die somit erreichte Flachstellung der Lendenwirbelsäule wird durch eine aktive Bauchmuskelspannung unterstützt. Das Gesäß wird bis auf die gerade Verlängerung von Oberkörper und Oberschenkeln angehoben.

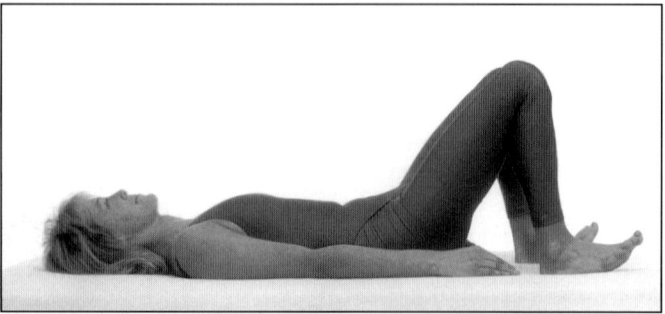

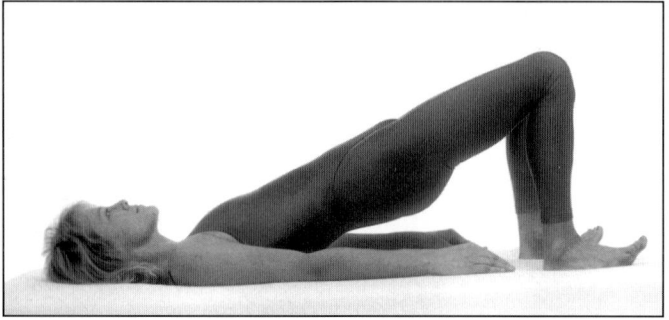

## Übung 6

In der Rückenlage werden beide Beine zur Decke gestreckt, so daß in den Hüftgelenken ein rechter Winkel entsteht. Die Hände liegen neben dem Gesäß und zeigen mit den Handflächen nach unten.

Während die Hände in die Unterlage drücken, werden beide Fußsohlen senkrecht nach oben geschoben. Das Becken sollte sich dabei einige Zentimeter von der Unterlage abheben.

Die Brustwirbelsäule liegt weiter auf.

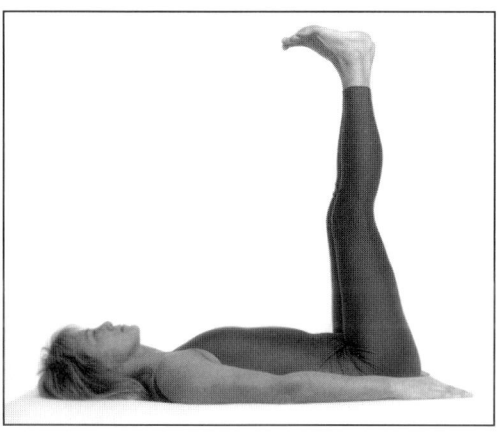 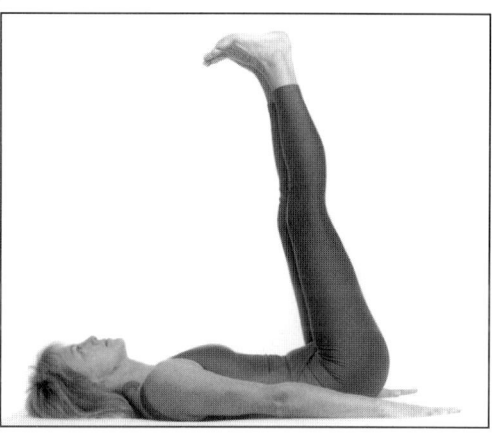

## Übung 7

In der Seitlage wird der Oberkörper durch den Unterarm abgestützt, wobei das Ellenbogengelenk unter dem Schultergelenk ist. Die Hand des oberen Armes stützt vor dem Oberkörper auf. Beide Beine sind angebeugt.

Das Becken wird abgehoben und dabei etwas nach vorne gedreht. Die Endposition sollte stabil gehalten werden können.

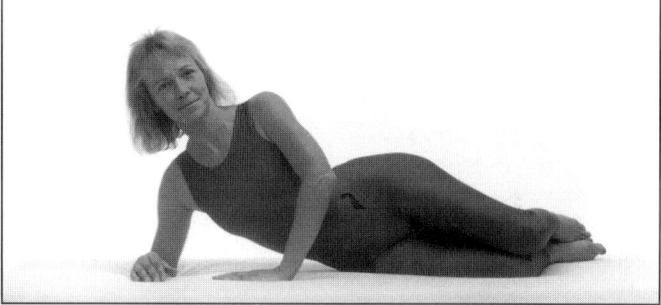

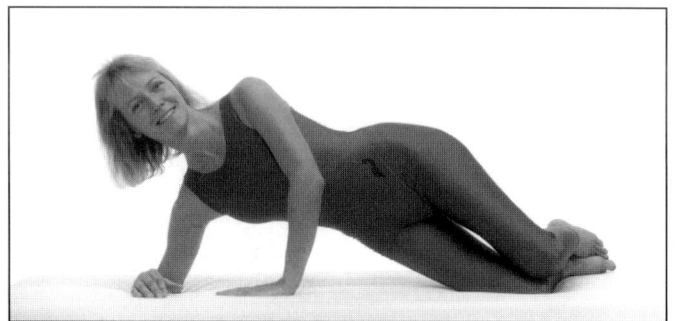

Erschwerte Ausführung
In der Seitlage bei gestreckten Beinen befindet sich der ganze Körper auf einer Linie. Der unten liegende Arm ist wie zuvor aufgestützt. Das Becken wird abgehoben und sollte weder nach vorne, noch nach hinten ausweichen.

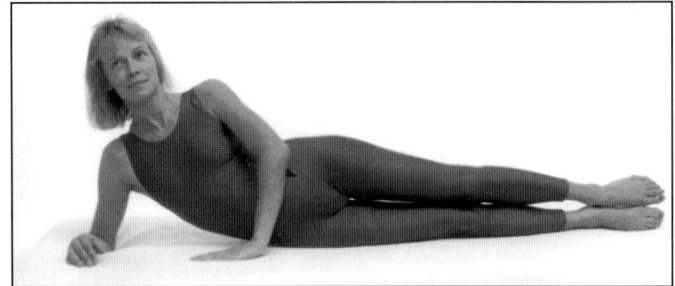

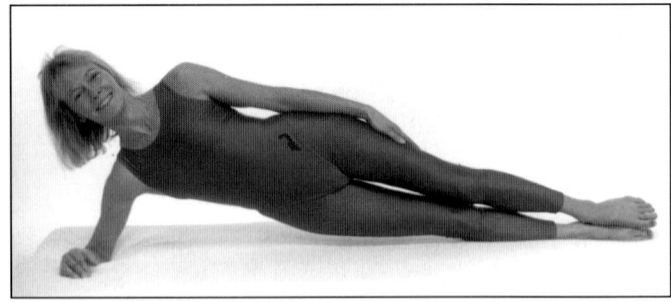

### Übung 8
In der Bauchlage umfaßt eine Hand den gleichseitigen Fußrücken. Der Kopf ist mit der Stirn auf die andere Hand gestützt. Während das gestreckte Bein gegen die Unterlage drückt, wird die Ferse des angebeugten Beines in Richtung des Gesäßes gezogen.

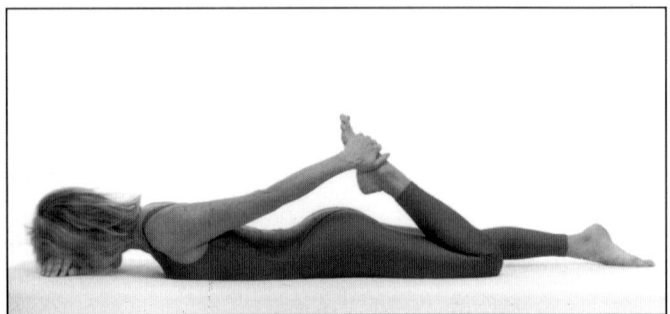

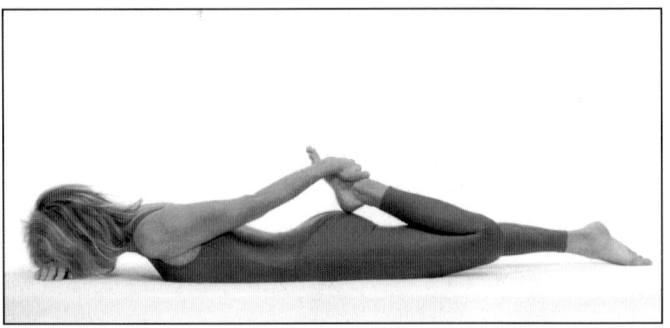

### Übung 9

Im einbeinigen Kniestand wird der Fuß des vorderen Beines soweit nach vorne gestellt, daß eine stabile Ausgangsposition entsteht.

Bei gleichzeitiger Beugung des vorderen Kniegelenkes wird das Gewicht nach vorne verlagert. Das Ausweichen der Lendenwirbelsäule in die »Hohlkreuzposition« wird durch eine kräftige Bauchmuskelspannung verhindert. Zur Erleichterung kann man sich dabei vorstellen, »den Bauchnabel in sich hineinzuziehen«.

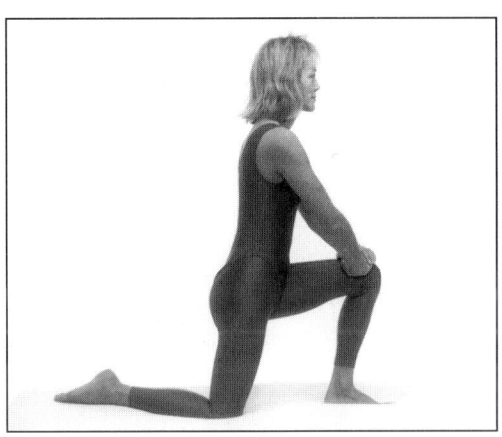 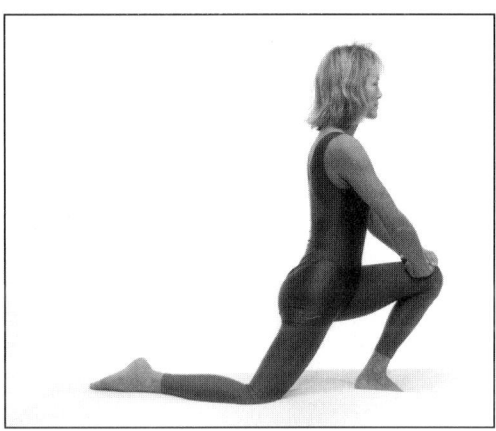

### Übung 10

Im Sitzen mit angebeugten Beinen sind die Füße mehr als hüftbreit aufgesetzt. Beide Ellenbogen sind um die Kniegelenke gelegt. Durch den kräftigen Zug der Arme wird die Wirbelsäule aufgerichtet. Der Scheitel wird senkrecht nach oben geschoben, wie von einem Marionettenfaden gezogen.

In der Endposition sollte die Atmung nicht behindert sein.

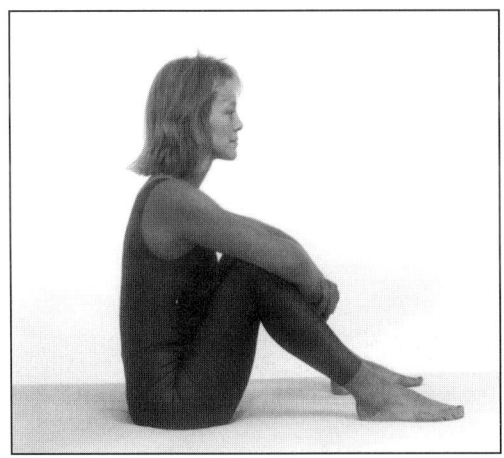 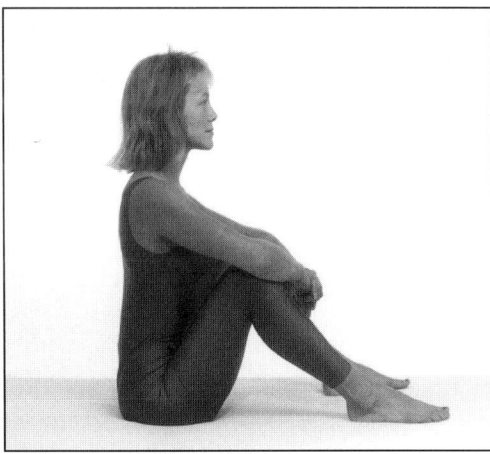

# Vom selben Autor bereits erschienen:

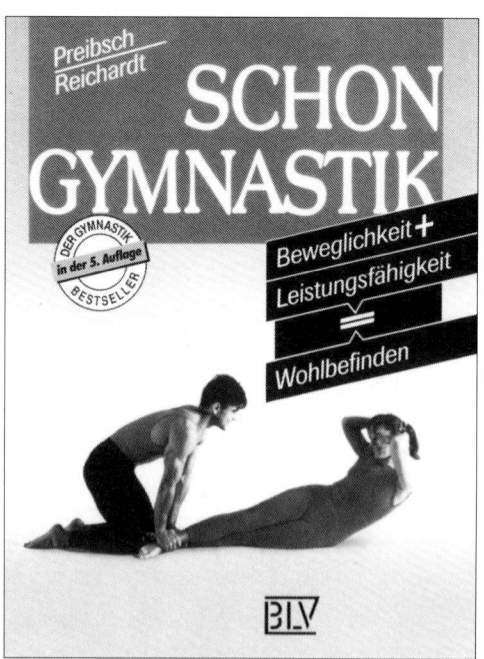

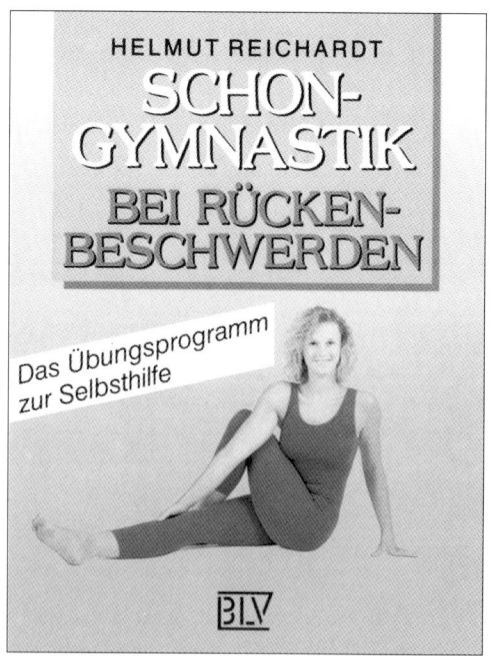

Die Übungsvorschläge dieses Trainingsprogrammes erfüllen die grundlegenden Anforderungen an eine sinnvolle Gymnastik: Verbesserung der Beweglichkeit und Kraft auf eine für Gelenke, Bänder und Muskulatur schonende Weise – was zu körperlichem Wohlbefinden und verbesserter Leistungsfähigkeit führt. Gleichzeitig können dadurch »Alltagsbeschwerden« gelindert und einseitigen Belastungen im Leistungssport vorgebeugt werden.

Rückenbeschwerden müssen nicht sein. Mit diesen Übungsprogrammen kann jeder Krankheiten vorbeugen, die durch Bewegungsmangel, langes Sitzen und monotone Alltagsgewohnheiten entstehen. Die gezielten Dehn- und Kräftigungsübungen in diesem Buch begegnen Wirbelsäulenbeschwerden und muskulären Ungleichgewichten wirkungsvoll. Alle vorgestellten, therapeutisch erprobten Trainingsprogramme sind leicht nachzuvollziehen, jederzeit ohne besondere Hilfsmittel und unabhängig von der Hilfestellung anderer durchführbar und für Übende aller Altersgruppen geeignet.

In unserem Verlagsprogramm finden Sie Bücher zu folgenden Sachgebieten:

**Garten und Zimmerpflanzen • Natur • Heimtiere • Angeln • Jagd • Reise • Sport und Fitness • Wandern, Bergsteigen, Alpinismus • Pferde und Reiten • Auto und Motorrad • Gesundheit, Wohlbefinden, Medizin • Essen und Trinken**

Wünschen Sie Informationen, so schreiben Sie bitte an:

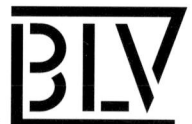

**BLV Verlagsgesellschaft mbH • Postfach 40 03 20 • 8000 München 40**

Telefon 089/12705-0 • Telefax 089/12705-5 47